YU JIANKANG XIANGBAN
TIELU NÜZHIGONG JIANKANG SHOUCE

与健康相伴

——铁路女职工健康手册

《与健康相伴——铁路女职工健康手册》编委会 ◎ 编

中国铁道出版社有限公司
CHINA RAILWAY PUBLISHING HOUSE CO., LTD.

北京邮电大学出版社

图书在版编目(CIP)数据

与健康相伴.铁路女职工健康手册/《与健康相伴.铁路女职工健康手册》编委会编.—北京:中国铁道出版社,2018.1(2021.11重印)
ISBN 978-7-113-24026-4

Ⅰ.①与… Ⅱ.①与… Ⅲ.①铁路员工-保健-手册 Ⅳ.①R161-62

中国版本图书馆 CIP 数据核字(2017)第 285335 号

书　　名:与健康相伴——铁路女职工健康手册
作　　者:《与健康相伴——铁路女职工健康手册》编委会

策划编辑:罗桂英
责任编辑:郑媛媛　王　藏　刘瑞敏　　电话:(010)51873179
封面设计:崔丽芳
封面摄影:王明柱
责任印制:赵星辰

出　　版:中国铁道出版社有限公司(100054,北京市西城区右安门西街8号)
　　　　　北京科学技术出版社(100035,北京西直门南大街16号)
发　　行:中国铁道出版社有限公司
网　　址:http://www.tdpress.com
印　　刷:三河市宏盛印务有限公司
版　　次:2018年1月第1版　2021年11月第3次印刷
开　　本:880 mm×1 230 mm　1/32　印张:9　字数:191 千
书　　号:ISBN 978-7-113-24026-4
定　　价:30.00 元

版权所有　侵权必究

凡购买铁道版的图书,如有缺页、倒页、脱页者,请与本社读者服务部联系调换。

《与健康相伴——铁路女职工健康手册》编委会

编写人员　丁　璐　于丹英　孔令华
　　　　　王　征　王　楠　王建华
　　　　　王金花　王淑华　石　伟
　　　　　刘　航　刘亚男　何　冰
　　　　　宋小龙　李　俊　陈世怀
　　　　　李　靖　张海英　黄一山
　　　　　曾庆伟　焦炳梅

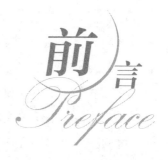

前言

　　铁路职工健康关系着运输安全、社会和谐与家庭幸福,是铁路企业一项长期而艰巨的任务,也是全路干部职工的美好愿望和共同企盼。2015年新年伊始,中国铁路总公司从关心关爱职工生活出发,印发了《关于实施职工健康行动计划的意见》,召开动员部署电视电话会议,面对铁路改革发展的新形势、新要求,通过实施职工健康行动计划,让200多万铁路职工以健康的体魄、愉悦的心情快乐地工作,迎接全面小康社会的到来!

　　多年来,总公司党组把关心职工生活、维护职工利益作为重要任务,全面落实职工生活规划,不断提高职工物质文化生活水平。稳步提高职工工资水平,规范推进职工保障性住房建设,全面深化和拓展"三线"建设,积极推进异地职工通勤、职业病防控、带薪休假等措施,组织开展职工健康休养,切实维护职工利益,让职工共享铁路改革与发展成果。

　　但是,由于生态环境变化、生活节奏加快、精神压力加大、饮食结构变化等客观因素的影响,慢性病的危害日趋严重,高血脂、高血压、肥胖等患病职工人数增多,直接影响着职工健康和运输安全。

　　据不完全统计:2014年全路因心脑血管意外,造成职工在岗因病突发死亡人数较往年有所增长。主要集中在机务、工务、车务等行车主要工种,多发生在冬夏两季和45岁以上、患有基础病的一线职工之中。

针对这一情况,总公司党组非常重视并多次做出重要批示,要求总公司有关部门组织深入调研,查找薄弱环节,采取针对性措施,切实抓好职工健康管理和劳动安全工作。同时,要求不断完善生产生活设施,加强职工生活管理,加强铁路企业文化建设,不断提升职工文化和生活水平,确保职工身心健康。

为落实上述要求,总公司决定启动职工健康行动计划,以"健康体检、健康宣传、健康维护"为主要内容,充分发挥既有的资源作用,突出针对性的防治措施,推行健康生活方式,开展健康干预与疏导,改善职工生产生活环境,利用3年左右的时间,建立完善的职工健康保障体系,普惠每一位铁路职工,全面提高职工的健康水平。

一、推行职工健康行动计划的重大意义

习近平总书记指出:人民对美好生活的向往,就是我们的奋斗目标。职工健康关系着运输安全、社会和谐与家庭幸福,既是人民群众的迫切愿望,也是铁路企业的社会责任。推行职工健康行动计划是总公司党组践行党的群众路线,切实关爱职工的又一个重大举措。重要意义体现在以下3个方面。

(1)推行职工健康行动计划是总公司党组关心关爱职工的具体体现。生产生活环境与职工身心健康密切相关,只有不断提升职工生活质量,保证职工身心健康,才能提高职工的幸福指数,才能增强企业的凝聚力。推行职工健康行动计划,就是要体

现企业对每一位职工的关心关怀,让每位职工参加健康体检,掌握健康知识,得到健康服务,为职工办好事、办实事,使职工有"家"的感觉,感受到企业人文关怀,感受到"主人翁"的地位,从而焕发出职工的劳动热情,激发职工的内在潜能,全身心地投入铁路的改革发展之中。

(2)推行职工健康行动计划是铁路运输安全的重要保障。当前,机务、车辆、工务作为铁路行车的主要工种,也是职工慢性病患病率和在岗因病死亡率的多发系统。面对铁路全天候、夜班倒班、跨区域流动、安全风险压力大和节假日工作繁忙等特点,职工的身心健康对于确保铁路运输安全就成了重要影响因素。开展职工健康行动,重点是通过及时发现职工健康隐患,及时防止职业禁忌症,及时修复与维护劳动力,使职工保持身心健康,在岗位上保持旺盛的工作精力、充沛的健康体魄。这是运输安全的重要基础,也是运输安全的重要保障。

(3)推行职工健康行动计划是保障职工健康的有效手段。体检资料分析显示,铁路职工健康状况不容乐观,职工健康意识和防病能力不强,体检后的健康管理相对滞后。以往,各单位组织职工体检后,把资料反馈给本人,很多职工看不懂,不重视,也没有预防。即使职工患病且处于危险的时候,也不清楚,而在岗猝死的职工,基本上都是原有患病危险的。在这种情况下,单位也没有进行健康干预。开展职工健康行动,就是要充分利用铁路现有的卫生资源,规范、完善、创新防治措施,通过系统组织、集中推进、全面落实,加大工作推进力度,掌握职工健康特点和发展规律,加强职工健康管理,特别是体检后的健康管理,全面推广职工健康生活方式,打造职工健康服务的新模式,切实增强职工健康素质。

二、认真贯彻落实职工健康行动计划的主要任务

职工健康行动计划是新时期促进铁路企业发展的重要措施,是今后一个时期铁路卫生工作的中心任务。全路各单位要紧密围绕"三个健康",统筹组织落实好职工健康行动计划,重点要抓好以下8项工作。

第一,规范健康体检工作。要注重提高健康体检质量,规范体检组织工作,确保职工健康体检兑现率。一是要制订体检计划,按照年龄分类,以1至3年为周期,集中组织职工进行健康体检。二是要调整体检项目和频次,增加行车人员颈腰椎病、胃病等检测指标和慢性病患病职工的检测频次。要特别强调不能搞大一统的、一个标准的体检,要针对不同行车岗位进行调整,如火车司机患颈腰椎病、列车员患胃病的较多,应调整增加这些体检指标,体现体检项目的针对性。三是避免重复和过度体检,要合理安排职工健康体检和从事职业危害作业的人员、餐饮人员、机车乘务员从业体检,提高管理效率。体检不是越多越好,一年体检几次没有必要,要看是什么岗位,是否患有慢性病。要办规范健康体检这件好事,就必须具有更强的针对性,并有实际效果。

第二,建立职工健康档案。各单位要规范体检机构管理,建立信息管理和科学评估制度。体检机构要认真做好职工健康评价,编制职工健康体检电子信息,提供职工健康体检评价报告和健康处方,使每一位职工掌握自己的健康状况。铁路疾控所要全面收集汇总职工健康体检资料,建立职工健康信息档案,做到一人一档,组织开展基层站段与职工健康信息评估,动态管理职工健康工作。体检资料是掌握职工健康状况最有效的信息,可以发现职工要注意、要提醒、要介入、要疏导的健康管理内容,所以,这是各单位下一步推进落实的重点工作。

第三,有针对性地开展健康宣传。要加大宣传力度,营造健康宣传氛围,编制健康科普资料,增强职工防病意识,提高健康知识知晓率。要面向基层职工,突出针对性,突出慢性病防治,体现"应知应会"。宣传内容要通俗易懂,使职工准确掌握防病方法。宣传形式要喜闻乐见,利用各种有效的传媒方式,传播健康知识。宣传重点是一线职工,有的单位、车间在食堂旁边张贴宣传资料或板报,介绍本单位职工健康状况与特点,以及常见疾病的预防知识,让大家吃饭前看一看,解决职工健康重视不够、信息来源不多的问题,这种方式很好,要特别突出对一线职工的健康宣传。

第四,做好重点人群筛查。由劳卫部门牵头,根据体检资料组织一次筛查,确定高血脂、高血压、高血糖等重点人群,并开展重点人群防治与随访观察,建立健康预警与告知制度,消除职工紧张情绪。对患有严重职业禁忌症人员,要及时调整岗位。有的行车一线职工,患病不适宜岗位工作的,从关心关爱职工的角度,各单位要掌握信息,及时帮助职工调整岗位,并劝导职工及时就医,使之掌握院前自救技能,防止在岗因病死亡现象的发生。

第五,开展职工心理疏导。铁路疾控所要发挥业务技术优势,运用现代医学心理学理论与方法,研究铁路职工健康心理状态。现在全路30个疾控所已经有不少的心理咨询师。要培养铁路健康管理心理咨询师,开设心理咨询室,疾控所要定期开展站段职工心理咨询,组织心理健康疏导,开展职工睡眠调理,推广心理减压技术,推行营养与运动处方,维护职工身心健康。

第六,开展慢性疾病防治。针对慢性病高发和可防可控特点,要强化45岁以上在职职工慢性病防治,以"心脑血管、糖尿病、肿瘤"为防治重点,做好颈腰椎病、胃病防护工作,提倡"合理膳食、适当运动、戒烟限酒、心理平衡"的健康生活方式,控制血压、血脂、血糖、体重,做好慢性病诊疗引导,降低慢性病危害。

第七,继续抓好健康休养。健康休养工作已经开展了很多年,要深入持久地开展职工健康休养工作,要将健康休养纳入职工健康行动计划,不断改善健康休养条件,做到集中组织、规范管理、安全有序。总公司党组决定把北京安定干校培训中心作为全路健康休养基地之一,接待外局休养职工到北京进行健康休养,许多一线职工没有机会来首都,可以通过这次机会在首都安排健康休养。

第八,改善职工生产生活环境。要完善生产生活设施,加强职工生活管理,建设铁路企业文化,特别是新开通运营线路,由于前几年的设计缺项,原来的生产生活设施还不完善,要抓紧补充完善。工会组织要结合"三线"建设,改善工区宿舍、餐饮、洗浴、厕所卫生环境,在职工间休室配置健身与身心疏导设备,完善班组小药箱建设和应急救治服务,组织健身活动,增强职工体质。

三、积极稳妥地推进职工健康行动计划

开展职工健康行动计划,关键是在广泛调研、掌握情况的基础上,采取有针对性的措施,统筹组织,有序推进,使之成为职工的自觉行动,从根本上实现防治目标。

第一,要加强组织领导。总公司卫生保障领导小组统筹管理职工健康工作。劳卫部牵头负责,工会组织要抓好"三线"建设,改善职工生活环境;运输部门要指导做好行车人员的健康保障,改善职工生产环境;财务部门要合理安排资金;社保部门要做好医疗费用协调工作;宣传部门负责健康宣传引导,营造宣传氛围。各单位分管领导要亲自抓,要指定专门部门抓好推进工作。

第二,要全力组织推进。从现在开始,利用 3 年时间、分 4 个阶段,落实有针对性的防治措施。具体而言,前期准备阶段(2015 年 1 季度),各单位研究部署和全面启动职工健康行动计划;实施完善阶段(2015 年 2~4 季度),要逐步完善和全面落实各项健康管理措施;考核验收阶段(至 2015 年底),总公司将组织督导检查,指导推进工作;规范管理阶段(2016~2017 年),完善职工健康管理工作,开展示范建设,促进职工参加保健活动,养成健康生活方式,提高自我保健意识。自 2016 年起,总公司每年组织一次评价考核,检查各铁路局(单位)、抽查部分站段,全面评估职工健康管理工作;每年公布一次评估检查结果,评分排序,奖优罚劣,全面推动职工健康行动计划。各单位要全面推进职工健康行动计划,以"健康体检、健康宣传、健康维护"为重点,坚持"防四病、控四高、改善生活方式、劝导规范就医"的防治原则,加强重点人群筛查和健康干预,加强重点单位预警和健康管理,加强车务、工务、机务重点岗位职工健康维护,突出抓好措施落实,努力实现工作目标,全面提高职工健康管理水平。

第三,要注重专群结合。职工健康管理涉及广大职工的切身利益,要广泛动员职工,使职工积极主动参与,切实增强防病意识,自觉掌握防病知识,养成健康生活方式。铁路卫生部门要将职工健康管理放在首位,调整职责任务,指导站段做好职工健康管理配合工作;要重点加强体检后的健康管理与健康干预,切实承担起职工健康保障的历史责任。目前,全路有30个疾控所,主要职责就包括铁路职工的健康管理,疾控所要把职工健康管理作为重中之重的一项工作,作为事业发展的一个重要支柱,在服务职工健康中展示良好的工作作为。

第四,要统筹利用既有资源。推进职工健康行动计划,需要必要的资金支持,比如,建立职工健康信息档案的软件开发费用,要予以保障。但各单位决不能借机盲目增加各种费用支出,主要是挖掘内部潜力,用好既有资源,尤其要发挥铁路疾控所等既有资源作用。要合理安排体检周期,优选针对性体检项目,避免过度、重复体检。

第五,要加强质量考核。各单位要把职工健康管理摆在重要位置,纳入工作内容。要建立评估机制,突出防治效果,重点考核各单位职工体检的兑现率,评价体检组织情况;考核职工的健康知识知晓率,检查健康宣传效果;考核职工的职业禁忌症调整率,掌握职工健康干预情况;考核因病在岗死亡降低率,评估行动计划的防治效果。此外,还要考核职工健康休养、生产生活设施改善等情况。通过考核验收,起到总结、整改与推进作用,努力实现职工健康保障目标。

编 者

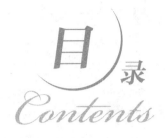

第1讲 关注女性健康 ………………… 1
健康新概念 ………………………………… 2
健康"五快""三良好" ……………………… 3
维护女性健康的3个关键时期 …………… 5
女性健康的四大基石 ……………………… 6
女性健美的基本要素 ……………………… 8
女性十大健美标准 ………………………… 11
女性健康与年龄 …………………………… 12
女性健康与情绪 …………………………… 14
女性健康与饮食 …………………………… 16
女性健康与运动 …………………………… 20
女性健康与美容 …………………………… 22

第2讲 女性常见疾病 ………………… 25
女性健康受损的信号 ……………………… 26
　嘴唇干裂 ………………………………… 26
　小便浑浊 ………………………………… 27
　腰疼 ……………………………………… 28
　头晕 ……………………………………… 31

抽筋	34
脱发	35
皱纹	36
成人痘	37
肤色暗	38

女性常见烦恼 40

痛经	40
白带异常	41
外阴瘙痒	42
小腹疼痛	43
乳房疼痛	44
水肿	45
肩酸	46
体寒	47
尿频	48
尿失禁	49
下肢静脉瘤	50
痤疮（青春痘）	51
色斑	52
湿疹、皮炎	53
异位性皮炎	54
脚气（脚癣）	54
茧子	55
鸡眼	56
粉瘤和腱鞘囊肿	57

疣 · 58
　　多汗、体臭 · 59
　　狐臭 · 60
　　嵌甲 · 61
　　白发症 · 61
　　多毛 · 62
妇科感染 · 63
　　怎样判断白带是否异常 · 63
　　白带化验单怎么看 · 64
　　为什么会出现外阴瘙痒 · 66
　　白带增多、外阴瘙痒怎么办 · 67
　　阴虱怎么治 · 67
　　为什么会得盆腔炎 · 68
　　盆腔炎怎么治 · 69
　　滴虫性阴道炎有什么表征 · 70
　　阴唇上为什么会出现一层白色薄膜 · · · · · · · · · · · · · · 71
　　细菌性阴道炎需要治疗吗 · 72
　　老年性阴道炎有哪些表现 · 73
女性易发疾病 · 74
　　子宫肌瘤 · 74
　　子宫内膜炎 · 75

第3讲　女性生理健康 · 77
女性经期健康 · 78
　　月经及其周期 · 78

经前不适（经前期紧张综合征） ………………… 78
经期紊乱、闭经（月经失调） …………………… 79
月经量过多 ……………………………………… 80
非经期出血 ……………………………………… 81
什么是排卵期和安全期 …………………………… 83
怎样度过经期 …………………………………… 84
无月经怎么办 …………………………………… 85
怎样应对月经异常 ……………………………… 85
月经困难症及应对方法 …………………………… 86

女性妊娠健康 ………………………………………… 87
怀孕征兆 ………………………………………… 87
最佳育龄和孕期 ………………………………… 88
高龄产妇及其面临的危险 ………………………… 89
怀孕后必要的检查 ……………………………… 91
孕期母体的生理状况和变化 ……………………… 91
孕期异常出血怎么办 …………………………… 93
谨防妊娠中毒症 ………………………………… 94
孕期的日常饮食 ………………………………… 94
孕期户外活动须知 ……………………………… 95
孕期身体清洁 …………………………………… 96
职业女性孕期须知 ……………………………… 97
产期临近的征兆 ………………………………… 98
分娩时常见的异常现象 …………………………… 99
女性产后易发疾病预防 …………………………… 100
人工流产手术前后的注意事项 …………………… 101

第4讲　女性心理健康 ……………………………… 103

女性心理健康及现状 ………………………………… 104
- 女性心理健康标准 ………………………………… 104
- 女性心理的特殊性 ………………………………… 104
- 常见女性心理异常 ………………………………… 105
- 心理健康的保持和维护 …………………………… 106

女性婚后心理健康及调适 …………………………… 107
- 婚姻焦虑与调适 …………………………………… 107
- 婚姻生活中的常见心理问题和调适 ……………… 108
- 性生活中的常见心理问题和调适 ………………… 109
- 婆媳关系的心理误区和调适 ……………………… 110
- 家庭教育中的常见心理误区与调适 ……………… 111
- 中年女性的常见心理问题和调适 ………………… 112
- 老年女性的常见心理问题和调适 ………………… 113

第5讲　女性性健康 ………………………………… 115

结婚与性 ……………………………………………… 116
- 女性婚前的心理准备 ……………………………… 116
- 女性婚后易出现的身体问题 ……………………… 117
- 性爱与婚姻 ………………………………………… 118
- 性爱与健康 ………………………………………… 118
- 性爱与长寿 ………………………………………… 119
- 性爱与美容 ………………………………………… 120
- 结婚要考虑的遗传问题 …………………………… 121
- 遗传性疾病有哪些 ………………………………… 122

女性性健康注意事项 …………………………… 123
　为什么会产生性功能障碍 ………………… 123
　女性性功能障碍的种类 …………………… 124
　性爱的最佳时间 …………………………… 125
　各种性行为方式 …………………………… 126
　几种不健康的性行为习惯 ………………… 127
　什么是"蜜月病" …………………………… 128
　不宜进行性生活的时机 …………………… 129
　什么是"性洁癖" …………………………… 130
　经期性行为要注意什么 …………………… 131

第6讲　女性保健 …………………………… 133

日常生活保健 ………………………………… 134
　怎样消除常见的肌肉疲劳 ………………… 134
　怎样消除眼部疲劳 ………………………… 135
　怎样预防情绪疲劳 ………………………… 137
　如何用按摩消除紧张情绪 ………………… 139
　运动与保健 ………………………………… 140
　运动不当易得妇科病 ……………………… 141
　有雾的早晨不宜锻炼 ……………………… 142
　运动一定要戴上文胸 ……………………… 143
　骨盆控制运动 ……………………………… 144

饮食保健 ……………………………………… 145
　最适合女性的12种食物 …………………… 145
　女性运动时饮水须知 ……………………… 147
　常见的抗衰老食物 ………………………… 147

常见的护肤食物 …………………… 149
　　能够防辐射的常见食物 ……………… 151
　　女性营养失衡怎么办 ………………… 152
　　经期的饮食原则 ……………………… 153
　　孕期女性的饮食禁忌 ………………… 154
　　孕妇要防止营养过剩 ………………… 154
　　能延缓更年期女性常见症状的食物 … 155
乳房保健 ………………………………… 156
　　影响乳房发育的因素 ………………… 156
　　缓解经期乳房胀痛的方法 …………… 156
　　经期乳房保健 ………………………… 157
　　妊娠期乳房保健 ……………………… 158
　　哺乳期乳房保健 ……………………… 158
　　绝经后乳房保健 ……………………… 159
　　乳房保健禁区 ………………………… 160

第7讲 女性美丽与健康 ………… 163

女性美容常识 …………………………… 164
　　护肤与健康 …………………………… 164
　　美发与健康 …………………………… 165
　　迅速美白存在的问题 ………………… 166
　　美白饮食宜忌 ………………………… 167
　　女性常见的护肤误区 ………………… 167
　　怎样防斑、治斑 ……………………… 168
　　科学补水除皱 ………………………… 170
　　脸部皮肤刮痧与经穴按摩 …………… 170

阳光与皮肤松弛的关系 …………………………… 171
　　为什么会满脸菜色 ………………………………… 172
　　黑眼圈与子宫状况 ………………………………… 172
　　腹部保温与全身排毒 ……………………………… 173
　　梳头要适度 ………………………………………… 174
　　美容整形小常识 …………………………………… 175
饮食、运动与减肥 ………………………………………… 176
　　控制饮食 …………………………………………… 176
　　运动锻炼 …………………………………………… 177
　　减肥的原则 ………………………………………… 178
　　其他减肥措施 ……………………………………… 179
　　减肥药的害处 ……………………………………… 180
　　减肥时馋了怎么办 ………………………………… 181
　　减肥食谱的搭配 …………………………………… 182

第8讲　职业女性健康 ……………………………… 185

职业女性健康与压力 …………………………………… 186
　　职业女性常见的心理疾病 ………………………… 186
　　从梦境看你的压力有多大 ………………………… 187
　　压力源于"不合群" ………………………………… 188
　　提高情商、减轻压力 ……………………………… 189
　　如何让职场女性看上去不累 ……………………… 190
　　撒娇心理学 ………………………………………… 192
职场女性健康须知 ……………………………………… 193
　　女性常见的健康陋习 ……………………………… 193
　　女性健康保健的要素 ……………………………… 194

女性需要保养的部位 …………………………… 195
女性工作失败后的身心调解 …………………… 196
办公室常见视力问题 …………………………… 197
电脑族的养生技巧 ……………………………… 199
什么是"电脑脖" ………………………………… 200
怎样预防和治疗"电脑脖" ……………………… 200
什么是"鼠标手" ………………………………… 202
怎样预防和治疗"鼠标手" ……………………… 203

第9讲 更年期女性健康 …………………… 205

什么是更年期 …………………………………… 206
更年期综合征 …………………………………… 206
哪些人群容易患更年期综合征 ………………… 207
常见的12种更年期症状 ………………………… 208
更年期经期紊乱怎么办 ………………………… 209
更年期潮热、潮红怎么办 ……………………… 210
更年期盗汗怎么办 ……………………………… 211
更年期失眠怎么办 ……………………………… 212
更年期心悸怎样缓解 …………………………… 213
更年期耳鸣怎么办 ……………………………… 214
更年期老花眼怎么办 …………………………… 215
更年期手脚冰冷怎么办 ………………………… 216
更年期心血管疾病怎么缓解 …………………… 216
更年期肥胖怎么应对 …………………………… 217
更年期记忆力减退怎么应对 …………………… 218
更年期骨质疏松怎么应对 ……………………… 219

第10讲 女性健康小常识 …… 221
怎样测基础体温 …… 222
定期进行妇科检查必要吗 …… 222
清洗私处一定要用清洗液吗 …… 224
私处天天洗才健康吗 …… 225
有白带就是有炎症吗 …… 226
丁字裤健康性感吗 …… 227
常用卫生护垫可以保持卫生吗 …… 227
香烟对女性的危害 …… 228
被褥要经常晾晒 …… 229
卫生巾要勤换 …… 230
选择美体内衣要谨慎 …… 231

附录 …… 233
常用女性健康简易自查方法 …… 234
体检常识 …… 236
 体检注意事项 …… 236
 体检报告中常见名词解读 …… 238
 检验指标的分类意义 …… 241
 对肿瘤标志物的正确认识 …… 243
 体检主要指标结果速查 …… 245

第1讲
关注女性健康

女性既要在社会上承担一定的工作,又要在家庭中充当"主心骨",照顾一家老小的生活起居。随着生活节奏的加快,女性面临的工作和生活压力越来越大,也因此很多女性常常无暇顾及自己的身体,使得女性健康问题不断升级。作为女性,我们自身的健康不仅关系到我们本身,更关系到整个家庭,甚至是几代人的健康。所以,我们更应该多了解自己的身体状况,专注于自己的身心健康,这样才能预防疾病的发生,获得幸福美好的生活。

健康新概念

健康是指一个人在身体、精神和社会等方面都处于良好的状态。传统的健康观是"无病即健康",现代人的健康观则是整体健康。对此,世界卫生组织提出"健康不仅是躯体没有疾病,还要具备心理健康、良好的社会适应能力和较高的社会道德水平"的观点。根据世界卫生组织的解释,健康不仅指一个人没有疾病或虚弱现象,还指一个人在生理上、心理上和社会适应性的完好状态。这就是现代关于健康较为完整的科学概念。

因此,现代人的健康内容包括:躯体健康、心理健康、社会健康、智力健康、道德健康、环境健康等。

我们可以看出,现代健康的含义是多元的、广泛的,它包括生理、心理和社会适应性三个方面,其中社会适应性归根结底取决于生理和心理素质的状况。因此,现代健康概念又被解读为生理健康和心理健康两方面。它们互相依存,紧密联系,构成一个健康的个体。

根据这个理念,有关专家经过研究后,得出以下健康公式:

健康=(情绪稳定+运动适量+饮食合理+科学的休息)/(懒惰+嗜烟+嗜酒)。

以上公式说明,有益于健康的是"长寿三要素(平常心、坚持走路、养肾)",公式中分子越大则身体越健康,分母越大则身体越差。

相对于女性来说,以下健康体重公式可能更受关注。

计算体重适宜程度的公式＝体重除以身高的平方,详细公式如下：

体重指数(BMI)＝体重(千克)÷身高(米)^2

其中,体重指数低于 18.5,偏瘦；体重指数介于 18.5 和 23.9,正常；体重指数大于等于 24.0,超重。

健康"五快""三良好"

现代女性对健康的关注度越来越高,也更加崇尚健康的生活方式。为了享受健康的生活,女性就要知道健康的概念和衡量健康的标准是什么。具体来说,健康的衡量标准包括躯体健康的"五快"和心理健康的"三良好"。

1. 躯体健康"五快"

首先我们说说躯体健康。躯体健康是指人体结构的完整和生理功能正常,这是其他健康的基础。而拥有一个健康的躯体具体表现为能够顺利完成日常工作,没有疾病和残障,具有良好的健康行为和习惯。

具体来说,躯体健康的"五快"是指说得快、走得快、吃得快、拉得快、睡得快。详细解释如下。

(1)说得快

说得快是指女性的思维敏捷,反应迅速,口齿伶俐。

(2)走得快

走得快是指女性的运动功能及神经协调功能良好,步履轻盈,行走自如。

(3) 吃得快

吃得快是指女性的消化功能好,食欲良好,不挑食、不厌食、不偏食,吃饭不狼吞虎咽。

(4) 拉得快

拉得快是指女性吸收功能好,一旦有便意,便能快速、轻松地排泄。

(5) 睡得快

睡得快是指女性的神经系统兴奋抑制过程的协调良好,入睡快,睡得沉,醒后精神饱满,头脑清醒。

2. 心理健康"三良好"

当女性的躯体健康得到保证之后,还需要注重心理健康。只有躯体健康和心理健康双向达标之后,才能称得上是一个健康的现代女性。女性心理健康要达到"三良好"的标准才能算是保持了良好的精神健康状态。

心理健康是指整个心理活动和心理特征相对稳定、相互协调,它以生理健康为基础同时高于生理健康,是生理健康的发展。

心理健康"三良好"具体包括以下 3 点。

(1) 个性良好

主要表现为情绪稳定,性格温和,意志坚强,感情丰富,胸怀坦荡,豁达乐观。

(2) 处世能力良好

主要表现为观察问题客观现实,具有较好的自控能力,具有较强的社会适应能力。

(3) 人际关系良好

主要表现为助人为乐,与人为善,对人际关系充满热情。

一个现代女性要满足以上标准,才能算得上是一个健康的女性。女性要对照自己,看看自己是否已经符合健康的标准。假如达到了,请你继续保持,没有达到,那么请你再加一把劲,努力加入健康女性的行列中。

⬛ 维护女性健康的3个关键时期

1. 3个关键时期

只需从以下3个关键时期做起,即可让女性轻松守住健康。

(1)青春期。这一时期女性面临的学习压力过大而使其容易产生月经不调,因此在这一时期女性应该定期接受青春期性知识教育及心理健康咨询。

(2)孕期。孕期健康对女性来说非常重要。女性在孕期应该积极看待各种压力事件,改变思维方式,以保证身体、心理的健康。

(3)更年期。有些女性会在更年期出现失眠、烦躁等症状,这时应该及时到医院就诊,同时咨询心理医生,学会调节自己的心理,保持健康的状态。

2. 注意事项

女性除了要注意健康的3个关键时期之外,为了保持健康,还要做到以下几点。

(1)保护颈椎,每工作1小时,活动脖子3分钟。

(2)爱护心灵的窗口——眼睛,长期对着电脑工作的铁路女职工,每半个小时要眨一眨眼。

(3)见缝插针动一动,甩掉身上的赘肉。长期坐着不动的铁路女职工,很容易在腰上囤积一层厚厚的赘肉,这就是平时我们所说的"游泳圈体型",为了减少赘肉上身的机会,铁路女职工可以利用在洗手间的间隙扭扭腰。

(4)使用电脑办公的铁路女职工最容易出现的就是"鼠标手"。要防止"鼠标手"的出现,就要经常活动胳膊以及拒绝不良姿势,同时还可以将鼠标设置为左手使用。

健康不是嘴上说说就能实现的,健康需要女性身体力行去实践。一个懂得呵护自己健康的女性,对健康从来不敢马虎,而是更加谨慎地呵护自己,从细节做起,让自己成为一个健康的人。

女性健康的四大基石

现代生活节奏越来越快,女性在快节奏的生活中如何保持健康成为一个重要的话题。那么,保持健康的四大基石是什么呢?

1. 合理膳食

关于合理膳食,有这样一则口诀"一、二、三、四、五,红、黄、绿、白、黑"。

"一"指每日喝一袋牛奶,这能有效改善女性膳食钙摄入量普遍偏低的现象。

"二"指每日摄入碳水化合物250~350克,也就相当于主食6~8两。

"三"指每日摄入3份高蛋白食品。

"四"指有粗有细、不甜不咸、少量多餐、七八分饱。

"五"指每日摄入500克的果蔬,这对预防高血压及肿瘤至关重要。

"红"指每日可饮用少量红葡萄酒,一般为50~100毫升。每日进食1~2个西红柿。

"黄"指黄色蔬菜,指的是胡萝卜、红薯、南瓜等,黄色蔬菜能提高女性免疫力。

"绿"指绿茶及深绿色蔬菜。其具有防感染、防肿瘤的作用。

"白"指燕麦粉或燕麦片。吃燕麦对糖尿病患者效果更显著。

"黑"指黑木耳,有助于预防血栓的形成。

2. 适量运动

女性想要保持健康,就要进行适量的运动,正如口诀所说"适量运动三五七"。

"三"指每次步行30分钟3千米以上。

"五"指每周至少有5次的运动时间。

"七"指中等强度运动,即运动时间、年龄加心率等于170。

女性要根据自己的身体状况选择适宜的体育运动,可以选择一些中低强度运动,例如打太极拳、做体操、骑车、爬山、游泳、打乒乓球和羽毛球等,或者是爬楼梯、慢跑。

清晨起床后交感神经兴奋,心率加快,血黏度增高,是心脑血管意外发生的高发时间。春天早晨气温较低,血管遇冷易收缩、变窄,易引发中风,因此锻炼的时间选择在早晨八九点钟太阳出来后或下午四点左右为宜。

3. 保持心理平衡

一个健康的女性,应该是一个心理平衡的人。女性心理平衡，只要做到"三个快乐"就可以了，即助人为乐、知足常乐、自行其乐。经常坚持这"三乐"，能使高血压的发病率减少55%，脑中风、冠心病的发病率减少75%，糖尿病的发病率减少50%，肿瘤的发病率减少33%，同时使人的平均寿命延长10年以上。正如一句话所说的，宁静是最好的心情，时间是最好的药物，步行是最好的运动，自己是最好的医生。

4. 充足的睡眠

有研究表明，人的一生有1/3左右的时间是在睡眠中度过的，好的睡眠习惯对恢复体力、增强智慧、保证健康有着极其重要的作用，同时睡眠还是提高身体免疫机能的一个重要过程。

保证充足的睡眠就要遵照生物钟的运行规律，有固定的作息时间，不能轻易改变。一般来说，睡眠最理想的时间是晚上10点至凌晨2点。因为人的睡眠大约每2小时为1节，第1节睡得最沉，第2节稍浅，第3、4节更浅，而前2节4小时的睡眠量占总睡眠量的75%。

因此保证充足的睡眠，让自己拥有最佳的精神状态，才能保证女性的健康。

健康四大基石为女性健康保驾护航，夯实基础，健康才能稳固。

✠ 女性健美的基本要素

女性的健美从体型美和容貌美来说，主要表现在骨骼、肌肉、脂肪、皮肤、五官等方面的健美。一个身材健美的女性，骨骼大小适度，比例匀称，拥有合适的肌肉和适当的脂肪，以保持身体的柔软和弹性。只有肌肉和脂肪的比例搭配得当,才能让人感到其充满生机的丰满感,也能体现出女性的魅力。

外观的健美标准并不是唯一的,但是人们普遍认同的标准是五官端正、皮肤细腻有光泽、眼睛炯炯有神,这样才是一个健美的女性。

女性健美虽然没有明确的标准,但是女性健美必须具备三要素,这三要素就是运动、减肥和美容。

1. 运动

女性要想拥有和保持婀娜多姿的身段就要坚持锻炼,进行有针对性的运动,以推进身材的全面发育,塑造女性独有的曲线。女性的形体美通过"三围"体现出来,运动有助于"三围"的协调发展,为女性塑造出曲线美。

女性要通过运动来保持自己健美的身材,就要注意以下事项。

①运动时选择舒适的运动服和鞋子。

②运动前做好热身准备。

③运动过程保持正确的呼吸法——用力时吐气,放松时吸气。

④运动过程中,注意自己的心脏跳动,防止心脏跳动过快,一般保持每分钟不超过120次。

⑤在进行运动的过程中,在动作完成之后要让自己放松10分钟。

⑥不进行高难度运动,避免受到意外伤害。

⑦运动过程中遇到身体产生疼痛感,要及时分辨是肌肉痛还是关节痛,假如是肌肉痛,可适当减少运动量;假如是关节劳损产生的疼痛感,则应该立即停止运动。

⑧走路时收腹,收紧臀部。

2. 减肥

运动是保持女性健美的形体的措施之一,除此之外,女性还要控制好自己的饮食。减肥就是女性健美的必修课之一。女性应该按照以下方式健美,以保持好体型。

①每天醒来喝好第一杯水。

②少食多餐,每天至少吃三餐,吃蛋白质丰富的早餐。

③选择具有丰富膳食纤维的食物,例如绿色蔬菜、谷类、全麦面食等。

④多吃水果,不乱吃零食。

⑤每天需要喝2升的水。

⑥饭后不吃甜食,各餐中间也不吃零食,假如要吃也只能吃少量。

⑦早餐和晚餐口味要清淡,饭后不能立即入睡。

⑧以鱼类代替动植物中丰富的蛋白质,蔬菜采取蒸煮的烹调方式。

3. 美容

女性可以通过健康的美容方式来保持自己的身材。健康美容从以下做起。

①不做懒惰的女人,每天做好清洁工作,要早晚卸妆,即使没有化妆也要仔细清洁面部肌肤。

②坚持每天滋润全身肌肤,给身体补给充足的水分。

③做好护发工作。

④从25岁开始注重脸部护理,使用除皱保养品。

⑤每月至少保养一次手和脚。

女性健美很简单,把握女性健康三要素,就能塑造出一个形体健美的女人。

女性十大健美标准

相对于健康来说,女性可能更关注的是健美。那么,女性健美的标准是什么?最近英国一家女性时尚网站宣称:进入21世纪,人们将从以下10个方面来衡量现代女性的健康与美丽。

①骨骼发育正常,身体各部分均匀相称。

②肤色红润,充满阳光般的健康色彩与光泽,肌肤有弹性,体态丰满而不肥胖臃肿。

③眼睛大而有神,五官端正,并与脸形协调。

④双肩对称、浑圆,微显瘦削,无缩脖或垂肩之感。

⑤脊柱背视成直线,侧视有正常的体形曲线,肩胛骨无翼状隆起和上翻。

⑥胸廓宽厚,胸肌圆隆,乳房丰满而不下垂。

⑦腰细而有力,微呈圆柱形,腹部呈扁平状。标准的腰围应比胸围细1/3左右。

⑧臀部浑圆微上翘,不显下坠。

⑨下肢修长,两腿并拢时下视和侧视均无弯曲感。双臂骨肉均衡,玉手柔软,十指纤长。

⑩整体看来不会给人粗笨、虚胖或过分纤细弱小的感觉,而是重心平衡,比例协调。

那么,女性如何达到健美的标准呢?这就必须从体形美和容貌美的5大因素——骨骼、肌肉、脂肪、皮肤、五官来下功夫。

具体来说,有以下几点建议。

一是要运动,特别是有针对性的运动,从而促使身体全面发育,塑造女性特有的曲线美。

二是通过细心的保养与呵护获得健康美丽的皮肤。

三是良好的心理状态同样也是女性健美不可或缺的重要因素之一。

女性健康与年龄

女性在各个时期要注意的健康问题不同,不同年龄段的女性身体状况各有特点,那么女性如何在各年龄段保护好自己的健康呢?这就需要女性知道各年龄段身体发育的情况。

1. 20~30岁保护好乳房

20~30岁是女性发育成熟并完善的时期,也是女性第二性征——乳房最为突出健美的阶段,因此乳房的保健在这一时期显得非常重要。

乳房的保健要从佩戴文胸做起。在佩戴文胸方面要做到松紧度适当,文胸佩戴过紧会在身上勒出印痕,同时对呼吸和血液循环不利;而文胸过松没有很好地起到塑型的效果。除了正确地佩戴文胸,女性还要加强锻炼,多做扩胸运动或俯卧撑;坚持早晚适当按摩乳房,以促进神经反射,改善脑垂体的分泌,避免乳房疾病;同时要做到健康合理饮食,摄入适量的含蛋白质的食物,以增加胸部脂肪,抵抗疾病,保持乳房丰满。

2. 30~40岁保护好子宫

这个年龄段是女性进入中年期的转折阶段,也是女性结婚生子、性生活较频繁的时期,因此女性在这一时期要特别注意子宫等妇科方面的保健。

子宫是否病变,除了以女性自身感受到身体的不适之外,还可以通过观察月经是否正常来判断。例如出现月经不调、经血颜色较暗、有血块等症状,则可能是一些妇科疾病的先兆。处于这个年龄段的女性还要特别注意对宫颈的防癌检查,性生活要以卫生为先,以免体外的细菌和病毒进入子宫繁殖生长,埋下疾病隐患。

3. 40~60岁保护好心脏、血压

40~60岁是女性慢慢步入更年期和衰老期的时期,这时候女性要注意心脏和血压是否正常,这是健康的重要标志。

女性进入更年期,在身体上则会表现出多种不适,如心情烦躁、出汗多、抗疾病能力减弱等,心脏的功能也会逐渐下降。因此,在这个年龄段,女性要特别注重心态的调节,多与人沟通,多参加集体活动,保持良好的心态,最好定期测量血压。

4. 60岁以上注意保护好平衡力

60岁之后,女性的各项身体机能开始走向衰老,缺钙、身体平衡力下降、易摔跤……成为这一年龄段女性常见的问题。这时候女性除了要定期检查身体各方面指标是否正常外,还需要注意饮食,尽量少摄入高脂肪的食物,以减少高血压、心血管疾病的发病率,要多吃蛋、奶、豆制品以及蔬菜和水果,饮食口味以清淡为宜。

女人的一生是从含苞待放走向繁花盛开再走向枯萎的一个过程,如何在不同的年龄阶段保护好自己的健康是一个重要问题。只有保护好自己的健康，无论你处在哪个年龄阶段，你都能绽放美丽。

女性健康与情绪

现代女性要承受来自职场和家庭的压力，如何处理好自己的感情问题对女性的健康尤为重要。

女性健康与情感的关系通过女性的心理健康就可以表现出来，因此女性要保持自己的心理健康就要在情感上控制好自己的情绪，成为情绪的主人。

1. 情绪对健康的影响

（1）热恋有助于提高记忆力

当女性坠入爱河时，体内的神经生长因子水平处于增高状态，这种类似激素的物质对新的脑细胞生长起到刺激作用，同时有助于神经系统功能的恢复并增强记忆力。但是当恋爱时间超过1年之后，神经生长因子的水平会出现回落。

（2）开怀大笑可以减少疾病的发生

开怀大笑能缓解女性身上多余的压力，保护血管内壁，从而减少心脏病发作的风险。相关研究资料显示，大笑100次相当于划船10分钟和踩单车15分钟的有氧运动量。

（3）心怀感激就是康复治疗

类似爱、感激和满足的情感会刺激女性脑下垂体后叶激素的分泌，它会使人的神经系统放松，减轻压抑感，同时增加体内各组织的含氧量，这个效果和康复治疗有异曲同工之处。

(4) 动情而哭能够释放体内压力

当女性动情而哭时，压抑情绪会使人体分泌出更多激素和神经递质，这可能会引起低血压、脉搏变慢及其他同步的脑电波模式，因此，动情而哭除去了体内压抑的化学成分。

(5) 常年压抑导致胆固醇含量增高

女性常年处于压抑之下，会导致体内血液中的葡萄糖和脂肪酸升高，从而增加了女性患糖尿病和心脏病的风险。除此之外，过大的压力还会使人体胆固醇升高，容易诱发心血管疾病。

(6) 沮丧放大疼痛感

女性处于沮丧、悲观和冷漠状态时，体内的复合胺和多巴胺都会偏低，复合胺能调节人对疼痛的感知能力，这使得一些有沮丧倾向的患者会感受到疼痛等不适感。嫉妒混合了害怕、担心、愤怒3种坏情绪，这3种情感一触即发，通常会使女性的血压升高、心跳加快、肾上腺素分泌增加、免疫力下降、焦虑甚至失眠。

2. 控制情绪的方法

女性如果在情绪对抗中压抑自己的怒气，其死于心脏病、中风或癌症的风险会比正常人高出两倍。一个人在发怒之前，由于肾上腺素水平剧增、血压升高、心率加快，这对超过50岁的女性来说突发心脏病或中风的风险会比正常人高出5倍。

女性如何控制好自己的情绪、保持健康，可以通过以下3种途径实现。

(1) 拥抱

人体脑垂体后叶分泌的"拥抱激素"，会使爱人之间有抚摸和拥抱的欲望，同时这一动作会刺激体内修复细胞分泌一种抗衰老、抗压抑的激素，叫作去氢表雄酮（DHEA）。

(2)腹式呼吸法

在安静的地方,利用腹式呼吸法深呼吸 15 下,给自己暗示一切都很好,这样可以降低心率和血压。

(3)积极心理暗示

女性可以将鼓动人心的话写下来,同时经常温习,这会对身体健康产生有益影响。而且不断重复地自我提示会改善人的情绪、精力和健康状况。

我国古代就有"怒伤肝、恐伤肾、思伤脾、忧伤肺"的说法,因此女性为了保持健康要重视情绪与健康的关系,做一个拥有健康情绪的人。

✠ 女性健康与饮食

1. 饮食上要做到四不要

健康是吃出来的,这句话已经向我们展示了饮食与健康之间的关系。女性在饮食时要做到四不要。

(1)不要摄入过多脂肪

女性要控制总热量的摄入,减少脂肪摄入量,尽量不吃油炸食品,以防肥胖和体重超标。脂肪的摄入量标准一般为总热量的 20%～25%,但是很多女性的摄入量已超过 30%。过多的摄入脂肪,容易导致脂质过氧化物增加,降低人的活动耐力,影响工作效率。

(2)不要减少维生素的摄入

女性要知道维生素本身不会产生热量,同时它是维持生理功能的重要成分,特别是脑细胞和神经代谢与维生素 B_1、维生素 B_6 等有关。这些营养元素可以从糙米、全麦、苜蓿等粗粮中摄入,其含量较丰富。此外,抗氧化营养素如胡萝卜素、维生素C、维生素E,则可以从各种新鲜蔬菜和水果中摄入,其含量尤为丰富。

(3)不可忽视矿物质

女性在月经期,会丢失红细胞以及铁、钙、锌等矿物质。因此,在月经期和月经后,女性应多摄入钙、镁、锌和铁等含量高的食品。

(4)不要忽视氨基酸

氨基酸是营养大脑的主要物质,脑组织中的游离氨基酸以谷氨酸为最高,其次是牛磺酸,然后是天门冬氨酸。而豆类、芝麻等食物中的谷氨酸及天门冬氨酸含量较丰富,因此,女性要多吃这些食品,补充脑营养。

2. 最佳饮食搭配

饮食中有四不要,那么必然也会有最佳饮食搭配。女性如何健康饮食,保持苗条的身材呢,那就要知道最佳饮食有哪些。

(1)最佳肉食

有些女性害怕摄入肉食会影响到自己的身材,因此拒绝肉食,这种做法是不正确的。鹅肉、鸭肉中也存在脂肪,但是其化学结构接近橄榄油,并且能保护人的心脏。鸡肉则是"蛋白质的最佳来源",而兔肉具有美容减肥的功效。

(2)最佳汤食

鸡汤除了可以给女性提供大量的优质养分外,当女性因血压低而无精打采或精神抑郁时,鸡汤还可以将疲劳感与坏情绪一扫而光。此外,鸡汤特别是母鸡汤还有防治感冒与支气管炎的作用。

(3) 最佳护脑食物

菠菜、椰菜、青椒、西红柿、青菜、韭菜、南瓜、葱、胡萝卜、小青菜、蒜苗、芹菜,以及核桃、花生、开心果、腰果、松子、杏仁、大豆等食品都是护脑的最佳食物。

(4) 最佳纠酸食物

"碱性食物之冠"海带,每周应吃 3~4 次,这样能够保持血液的正常碱度并防病强体。

(5) 最佳零食

零食对女性的诱惑是无穷无尽的,其实吃零食也可以吃出健康。话梅、葡萄干等零食富含多种维生素和微量元素,同时其鲜味与营养能长期保存,热量也较低。

3. 理想的抗癌食物

最佳饮食能保障女性的健康,同时女性还可以通过饮食达到预防癌症的功效。理想的抗癌食物如下。

(1) 大豆和豆制品

大豆中的植物雌激素有抑制乳腺癌的作用。大豆中的蛋白质能使乳腺癌发病率减少一半。经常食用豆制品的人患食管癌、胃癌的概率比少吃或不吃者要低 30%~40%。

(2) 蜂蜜

蜂乳酸对癌细胞有一定的抑制作用。蜂蜜的一种衍生物能阻止已服过致癌剂的小白鼠发生结肠癌前期病变。蜂巢中的抗癌物质二萜有明显的抗癌效果,可防止肝癌和宫颈癌的发展。

(3) 绿茶

绿茶可预防肝癌、肺癌、皮肤癌和消化道癌的发生,其抗癌成分主要是特殊的酚类——多酚、5-羟黄酮、绿原酸、儿茶素等。

(4)包心菜和花菜

这两种蔬菜中含有吲哚类化合物和黄酮类化合物,可提高芳烃化酶的活性,从而产生抗癌、防癌功效。常吃这些蔬菜能降低胃癌、结肠癌的发病率。为保留抗癌有效成分,在烹调的时候,这些菜不能煮得太熟。

(5)芦笋

芦笋有明显的抑癌作用。芦笋的抗肿瘤有效率高达62.7%。芦笋中含有丰富的组织蛋白、叶酸、核酸、多种氨基酸和微量元素,可增强机体免疫功能,对胃癌、肝癌、白血病等有一定的预防作用。

(6)卷心菜

卷心菜中的强有力的抗癌物质(用硫磺成分刺激细胞内的临界酶),可形成对抗肿瘤的膜。

(7)米糠

米糠具有抑制癌细胞增殖成分。

(8)大蒜

大蒜可抗击乳腺癌的发生。

(9)海产品

海参有明显的抗癌功效,海藻、海带可防治甲状腺癌。

(10)墨鱼

墨鱼的墨液中含有抗癌物质,其是糖、蛋白质和脂质结合成的复合糖质,抑癌有效率高达60%。

(11) 肝脏

肝脏中具有解毒和防癌功效的特殊物质——细胞色素。动物肝脏中含有阻止癌细胞生长的物质。

女性健康与运动

女性的健康不仅可以通过饮食来实现,还可以通过加强体育锻炼来实现,同时还能起到保持形体的作用。

1. 女性运动的常见方式

女性运动可以通过以下方式实现。

(1) 逛街

这是绝大多数女性最喜欢的休闲方式,也是一种很好的有氧运动。女性逛街的时间一般都在1小时以上,这样在不停地走动过程中,可以增加腿部力量,消耗体内的大部分热量,达到健身的效果。

(2) 跳绳

这是女性最有效的健身方法之一,跳绳是一种全身性的活动,它使身体各部分的肌肉得到放松。

(3) 爬楼梯

这是一种最简单的运动方式,对于长期坐着办公的女性非常有益。一天多几次爬楼梯运动,可以降低体内的胆固醇,增加静止时脉搏的跳动次数,增进心脑血管功能。

现如今,运动已经成为女性缓解压力的一种方式。除了以上几种运动之外,比较适合女性的运动还包括跑步、游泳、滑冰、舞蹈和骑自行车等。合理的运动对女性的生理和心理健康都有着重要的影响。它能使女性心情愉悦、减少生病概率，同时健康的身体还能提高女性的身体素质，从而增加女性的自尊心和自信心。

2. 运动时的注意事项

由于女性生理方面的特殊性，以及女性骨骼短且细、骨密质较薄、坚固度低的特点，女性在运动时要注意以下事项。

(1) 月经期适当运动

女性在经期并不是完全不能运动，要选择一些轻柔的运动，如散步，同时要避免跑步、打球等过于激烈的项目，避免经血逆流；收腹、倒立、仰卧起坐等动作会挤压子宫，同时有可能造成经血逆流。在经期骑自行车外出的女性要注意，遇上颠簸的路段要下车推行，因为这个时候的外阴也特别脆弱，这样做才能更好地保护自己。

(2) 穿着宽松、透气的内裤

运动时要穿宽松、透气的内裤，这和女性私处的皮肤有关，女性私处的皮肤很娇嫩，过紧的内裤可能会在运动中磨损皮肤；同时过紧的内裤透气性不好，使女性阴道的分泌物和运动时的汗液混合在一起，易滋生病菌，引发炎症和其他妇科疾病。

(3) 注意防晒

阳光中的紫外线会对皮肤产生一定的辐射作用，在阳光直射下会加速皮肤的衰老，经常运动的女性要长年使用防晒霜，从而避免皮肤与阳光过分接触。特别是夏季或者在海边运动时尤其要注意涂上足量的防晒霜。户外运动时,为避免头发遭受阳光及盐分侵蚀,最好戴上帽子。

(4)做好热身运动

运动前的热身活动是必不可少的。其目的在于提高随后激烈运动的效率和确保激烈运动的安全性,同时用热身运动调整运动状态,满足女性在生理和心理上的需要。

(5)做好清洁工作

女性在运动前要做好卸妆工作。假如没有卸妆而进行运动,由于运动出汗,脸部残留的化妆品污垢会造成毛孔阻塞。运动后要立即换掉湿衣服,这样可以避免肩、背、胸部的暗疮因为湿衣服的摩擦而复发。

除此之外,汗水粘在皮肤上容易长粉刺。运动完毕恢复体能之后,要选择清爽浴液洗澡,因为运动时皮脂腺分泌更加旺盛,洗澡不仅可以清除皮肤积存的污垢、促进血液循环,还能调节皮脂腺与汗腺功能,使毛孔畅通,皮肤光滑。与此同时还要做好洁肤、爽肤、润肤工作,避免皮肤过早老化。

运动能让女性保持更加优美的曲线,同时也能让女性保持身体和心理健康。因此女性要经常参加体育锻炼,保持自己的形体美。

◪ 女性健康与美容

爱美是女人的天性,但是怎样才能永葆青春,越活越健康?这就需要女性知道怎么健康的生活,以健康的生活方式留住青春。

1. 保证充足的睡眠

熬夜是健康的公敌也是皮肤保健的大敌。睡眠不足,皮肤很容易变得糟糕,因此女性要想美丽,就要保证睡眠充足,每天至少要睡 8 小时。保证睡眠质量,才能延缓皮肤的衰老。

2. 做好防晒措施

四季暴晒会使面部皮肤变黑变粗,变得松弛无光泽,出现皱纹,甚至导致皮肤癌。美丽女人要养成使用优质防晒品的好习惯,以防止皮肤老化。

3. 多喝水,少喝饮料

水分摄取不够会导致油脂分泌不足,皮肤脱水。美丽女人要给肌肤补足水分,这是护肤的关键,每天必须强迫自己喝 6~8 杯水,尽量不喝富含咖啡因的饮料。

4. 多运动,甩掉赘肉

进行适量的运动,促进全身血液循环,使肌体活动张弛适度,从而使皮肤润滑,让肌肤达到健康平衡,大大降低肌肤衰老的机会。

5. 多吃果蔬

女人要想越活越漂亮,就要远离辛辣、油炸食物,这样才能减少暗疮和油腻等皮肤问题的出现机会。

6. 不滥用护肤品

琳琅满目的化妆品,哪一款才是适合自己的,这需要女性抽空做个肌肤测试,了解自己的肤质,然后对症护肤。

7. 化妆精致,卸妆细致

精致的妆容让女性更加妩媚,但是卸妆对于女性来说同样重要。要想彻底清除毛孔里那些影响皮肤正常呼吸的污垢,必须定期做深层洁面工作。

8. 不做夸张的表情

女性夸张的动作和过分的表情会使面部皱纹增多,所以经常大笑、皱眉、眯眼、做鬼脸等对美丽有害无益。

第2讲
女性常见疾病

由于生理结构的特殊性,女性更容易感染阴道炎、子宫内膜炎、盆腔炎、附件炎等妇科疾病,并因此给自己的日常生活带来不尽的烦恼;同时,白带异常、腰酸、小腹坠痛、乳房胀痛等问题也常常使女性在痛苦的边缘挣扎。本讲将带你了解女性健康危险信号,教你如何防治影响女性身心健康的妇科疾病。

❖ 女性健康受损的信号

嘴唇干裂

女性的身体健康遭到侵袭的信号之一就是嘴唇干裂。秋冬是嘴唇干裂的多发季节,这主要是因为秋冬气候干燥、风沙大,除此之外,还有人为原因,那是因为人体维生素 B_2、维生素 A 摄入量不足而造成的。

从中医角度说,脾开窍于口,其华在唇。这告诉我们脾主肌肉,唇部为肌肉组织,嘴唇的色泽与脾的健康有关。因此,健脾是防止嘴唇干裂的关键。

女性想要拥有水润红唇,需要内外兼顾。选用护唇膏时主要以添加刺激成分少、无色素的、油脂含量多、性质柔和的唇膏为主,这主要是以"防护"治标为主。而过敏体质的人则可以用棉签蘸一点香油或是蜂蜜抹在嘴唇上,这样能起到很好的保湿作用。从内修养则需要注重饮食的均衡和多样化,女性预防嘴唇干裂还要多喝水,多吃黄豆芽、油菜、小白菜、白萝卜、苹果、橙、猕猴桃等新鲜蔬菜和水果,及时补充维生素。及时给自己补充足量水分,这对改善人体机能和保持人体机能的均衡有很大帮助。

除此之外,嘴唇干裂的女性在平时要少抽烟,少喝咖啡。

防治嘴唇干裂还可以每日服用 5 毫克维生素 B_2,每日 3 次,连续 2 周。假如是局部干裂,则可以用 1% 龙胆紫涂擦,每日 2 次。假如用龙胆紫涂擦后,创面干裂有不适感,则可加用金霉素眼膏或土霉素软膏外涂于干裂处，或者在干裂处涂上少许花生油或菜油。要记住的是千万不可以用激素类软膏（如氟轻松、可的松等）来涂抹嘴唇干裂处。除此之外，局部干裂还可用锅盖上的蒸汽水外涂，一日3次，2~3天后也能见效。

如果发现自己的唇部皲裂、结痂症状长期不愈，那么就应该及时到医院就诊，尽早查清病因，对症治疗。

女人是水做的，水润的女人才能体现出女人的细腻润泽，才能将女性的光彩散发出来。因此，女性要呵护好自己的嘴唇，使其保持水润的状态，就要在秋冬季节做好保湿工作。

小便浑浊

女性的健康遭到侵袭时，就会发出危险的信号。女性可以通过自身的观察来发现身体健康状况是否受到威胁。其中，女性小便泛黄就是女性身体发生病变的标志之一。

女性小便浑浊是由于小便酸碱值的改变所引起的。正常情况下，人排出的小便呈中性偏微酸。小便浑浊给女性带来怎样的健康信号呢？女性小便浑浊可能是以下两种原因引起的。

1. 尿道发炎引起

尿道炎症可能是因为泌尿道发炎、化脓而导致的小便浑浊。

2. 肿瘤引起

例如肾脏癌、膀胱癌的癌细胞掉落至小便中，或因大肠癌侵犯膀胱，使粪便渗入小便中造成小便浑浊。

要避免小便浑浊的最好方法就是做好预防工作，即养成均衡的饮食习惯。但是如果存在这方面的问题，可服用大量的维生素

C来酸化小便,但是用药得遵从医嘱,以免用药过量引起副作用。

在这里,我们还要提醒女性的是身体发生病变时,要及时就医,以免错过最佳治疗时间。

腰疼

由于女性特殊的生理特征,例如月经、孕育、分娩、哺乳等,再加上妇科疾病的困扰,使得腰痛成为女性常见的一种疾病。腰痛一般发生在腰部的一侧或两侧。某项调查研究发现经产妇女80%以上都会出现不同程度的腰痛,特别是经期、孕期和产后的腰痛,这一般被认为是生理性疼痛,而没有被特别重视,因此错过了治疗的最佳时期。

女性常见的腰痛主要由以下几种原因造成。

①子宫内膜异位、盆腔炎、盆腔肿瘤、盆腔积液、放环等刺激、压迫神经所引起的腰痛。

②骶棘韧带松弛、腰肌劳损导致腰部支持力增加,造成腰部疲劳而产生腰痛。

③生育过多、人流过频、性生活过度或外感湿邪等也是造成腰痛的原因之一。

女性的腰痛除了生理方面的原因之外,还有可能是病理因素造成的。病理原因包括尿路感染、盆腔炎、腰肌劳损以及脊椎、腰椎发生病变等。

女性知道自己的腰痛原因之后,就应该想办法避免腰痛的发生。这需要做好以下工作。

1. 生活起居

①避寒湿、宜保暖。女性要做好保暖工作,尤其是在冬

春寒湿季节,要做好腰部的保暖工作。尽量避免淋雨受寒,夜卧当风、久居潮湿之地等。

②经常活动腰部,做一些腰部活动的体操,舒展腰肌,促进局部肌肉的血液循环。

③注意性生活卫生,在腰痛明显加重期间,应避免性生活;在腰痛缓解期,也要适当调整性生活频率。

④注意经期卫生,保持外阴清洁,避免泌尿生殖器的感染,减少加重腰痛的可能。

⑤做好计划生育工作,避免过多的人流,选择恰当的避孕方法。对于放环后引起的腰痛、月经异常,可以试着使用其他节育措施,以减缓病情发展。

⑥不宜束腰过紧。腰痛患者产后切忌束腰,束腰可引起局部血液循环障碍,加重病情。产后妇女要保持苗条的身材,就要做好产后的保健锻炼,这样才能真正达到健美的目的。

2. 饮食调节

①避免过多地食用生冷、寒湿食物。

②慢性腰痛患者,在腰痛持续不断时,可常服一些固肾壮腰的中成药,如六味地黄丸、肾气丸、十全大补丸等,或者用乌龟肉250克、核桃仁100克共煮熟服用。但是服药前要咨询医生,这样能保证根据个人的体质和病情适当选用。

③一般性腰痛,可以用桑寄生20克、猪骨250克一起炖汤喝。

④治疗寒湿腰痛,用猪腰或羊腰1对、黑豆100克、生姜9克、茴香3克一起煮,煮熟后吃腰子和豆,喝汤。

3. 康复疗法

(1)轻揉按摩腰背

在晨起或晚睡前可以将双手掌轻揉按摩腰背肌肉,上下按摩50～100次,同时扭动腰部,能起到舒筋活血,促进局部血液循环,改善腰痛的作用。

(2)揉筋结

用拇指的指腹仔细在腰、骶部触摸,假如发现有压痛的硬结时,则用指腹压在其上,每结揉1分钟。

(3)掌压腰骶部

俯卧位,双掌重叠压在疼痛的腰椎上,以不引起疼痛为度。一呼一吸为一次,一次做10～15次即可。

(4)推下肢

借助旁人的帮助,俯卧位,固定胯部,以掌根从骶部开始,经臀部沿大腿外侧、小腿外侧,至另一侧肢体。

4. 健身操

(1)腿操

仰卧,双手抱住一侧腿膝部,尽量弯曲髋部,使大腿前沿贴紧腹部,连续做5～10次,完成之后,换另一侧腿进行。每次做5～10次。每晚睡前进行一次,或者是晨起加做一次。

(2)滚腰操

仰卧,保持双腿弯曲的姿势,把身体蜷曲成团状,前后滚动10～20次。然后仰卧,用手拧干热湿毛巾,放在腰间疼痛部和稍下面的骶部,上面再放一个热水袋,湿热约10分钟,然后再将热毛巾和热水袋分别放在腰间两侧各敷10分钟。热毛巾和热水袋的温度因人而异,不要烫伤到自己,这种方法特别适用于经期腰痛。

"累得腰都直不起"的女性,要学会保护好自己的腰,让自己免遭腰痛的困扰。要想摆脱腰痛,就要学会辨别腰痛的原因,通过锻炼和饮食改变自己的身体状况,成为一个腰不痛的女人。

头晕

头晕是一种常见的脑部功能性障碍,也是临床常见的症状之一。一般表现为头昏、眼花、头胀、脑内摇晃、头重脚轻等。引起头晕的原因众多,最常见的是发热性疾病、高血压病、脑动脉硬化、颅脑外伤综合征、神经症等。此外,贫血、心律失常、心力衰竭、低血压、药物中毒、尿毒症、哮喘、早期抑郁症等也可能伴有头晕。头晕可单独出现,但也常常伴随着头痛并发。头晕伴有平衡觉障碍或空间定向障碍时,容易使患者感觉到周围环境或自身在旋转、移动或摇晃,这就是我们常说的头晕。

1. 头晕的类别

头晕根据医学分类可以分为以下几种。

(1)功能性低血糖引起头晕

这类头晕会伴随心慌、虚弱感等症状,在空腹或用力时可有震颤,有时出现抽搐、意识丧失等症状。

(2)血管抑制性头晕

紧张、疼痛、恐惧、出血、天气闷热、疲劳、空乏、失眠等而促发血管抑制性头晕。多见于体弱的年轻女性。

(3)心源性头晕

这种症状多见于急性心源性脑供血不足综合征,一般表现为心脏停搏、阵发性心跳过速、阵发性心房纤颤或心室纤颤等疾病引起的急性脑缺血。

(4)脑源性头晕

脑源性头晕一般见于脑动脉硬化,如基底动脉硬化或颈椎病变引起的脑部血液循环障碍,或由此导致的一次性脑供血不足。此类头晕在体位转变时容易出现或加重。

(5)药物中毒性头晕

这类头晕主要见于慢性铅中毒,一般表现为神经衰弱综合征,以头晕头痛、失眠多梦、健忘乏力为主要症状,同时伴有体温偏低、食欲减退等症状。

其实头晕是一种主观的感觉异常。头晕是因为皮肤血管扩张、血流增多而造成脑部血液减少的现象。

2. 头晕的主要原因

造成头晕的原因主要有以下几种。

(1)缺铁

贫血的主要症状是疲劳乏力。由于身体缺铁,血红细胞减少,血红蛋白携氧量也随之减少,使得大脑血氧量不足,使人产生眩晕感。

(2)脱水

人的大脑大部分由水组成,人体一旦脱水,首先大脑功能就会失常。因为在人处于脱水状态时血液黏稠度就会增加,就会出现体温升高、心跳加快等症状。因此,因脱水而发生眩晕时不妨喝一大杯水缓解。

(3)血压与缺氧问题

实际上很多眩晕都是由于血压突然降低,使得大脑在短时间内无法供氧而引起的。例如,猛然起身或起床等。

(4) 全身扫描的影响

磁共振成像扫描也会引起人产生眩晕的感觉。人体的平衡受内耳控制，磁共振成像扫描产生的强磁场会使人体内耳平衡器官失衡，从而产生眩晕之感。

(5) 偏头痛

眩晕也是偏头痛的前兆之一，这是因为大脑血管变窄，血流量减少。

(6) 游泳

人在游泳时很容易导致耳朵进水。一旦进水影响到内耳平衡器官，在耳内进水完全变干之前，可能持续几小时甚至几天的头晕。同时游泳前及游泳过程中的紧张情绪也会引起大脑血氧量下降，继而发生眩晕。

(7) 药物副作用

抗高血压药和抗抑郁药阿米替林等，都使人在服用后血压降低，诱发眩晕。医学研究专家也曾表明，一些心脏病患者服用利尿剂时会脱水，从而产生眩晕感。镇静剂能够抑制中枢神经，使大脑活动减速，这也是导致眩晕的重要原因。

(8) 过敏

花生、猫、灰尘和花粉等过敏源也可使过敏体质的人产生眩晕感，这是因为过敏会导致鼻窦和中耳产生黏液，从而影响内耳平衡器官，产生眩晕感。

头晕会使女性的大脑失去正确的判断力，会对其生活造成影响。要了解女性头晕的原因，及时预防，保持健康生活。

抽筋

抽筋又称肌肉痉挛。抽筋大多是因为缺钙、受凉、局部神经血管受压而引起的。相对于男性而言,女性更容易出现抽筋的现象,特别是中年和更年期女性,这与女性年龄和内分泌调节情况有关。一般缺钙和钙质在体内分布不均容易引起抽筋。

许多女性都曾体会过抽筋的滋味,例如在游泳时小腿和脚趾抽筋,在大笑时面部和腹部抽筋,写字、数钱时间过长而引起手指抽筋等。那么在抽筋的时候女性应该如何处理,防止抽筋情况加重呢?这就需要女性学会正确的方法步骤处理抽筋。

1. 抽筋时需采取的措施

由于抽筋部位不尽相同,因此应对抽筋的办法也会有所差异。假如发生抽筋而没有及时处理,那么抽筋现象将会持续1~15分钟,同时还有可能在短时间内反复发作。如果强拉硬扯会造成肌肉拉伤。因此在抽筋的时候要按照以下步骤处理。

①轻轻按摩抽筋部位。

②小心地舒展、拉长抽筋部位的肌肉,使它保持在伸展状态。

③用毛巾热敷抽筋部位。

2. 防止抽筋的方法

抽筋之后,要知道如何防止抽筋,这样才能保证健康。

①经常参加体育锻炼,防止肌肉过度疲劳。运动前做好热身活动,伸展腿部、腰部、背部、颈部和两臂的肌肉。遵守每周增加10%的运动量的原则。

②均衡饮食,从饮食中补充各种必需的营养成分。多喝牛奶和豆浆可以补钙;多吃瓜果、蔬菜补充各种微量元素。

③常喝水，平时注意及时补充体内水分，不要等到口渴的时候再喝水。大量出汗时应该补充营养强化型的运动饮料。

④做好保暖工作，这是防止半夜抽筋的好方法。

⑤孕妇要经常改变身体姿势，每隔1小时左右活动1次，临睡前可用温水洗脚和小腿，同时根据自身的身体状况，及时补充营养成分。

脱发

脱发是指头发脱落的现象。正常情况下，人体脱落的头发都是处于退行期及休止期的毛发，因为进入退行期与新进入生长期的毛发不断处于动态平衡，这样脱发能够维持正常，这属于正常的生理性脱发。病理性脱发是指头发异常或过度脱落，其具体原因众多。

女性脱发有雄性激素源性脱发、产后脱发以及内分泌失调性脱发这3种类型，这主要表现为群落性脱发。

女性脱发的原因主要包括高热、产后体内激素失调、盲目节食、长期服用避孕药、频繁烫染头发、压力过大、头发扎得过紧、某些疾病的影响等。此外，女性脱发还与体内激素的分泌有着密切的关系，女性脱发也呈渐进型趋势，尤其是在怀孕和闭经期时会加速脱发，而且脱发周期性强，受荷尔蒙的分泌以及外部因素的影响也比较大。

要抑制脱发，女性必须从日常的头发梳理开始做起。

①不用尼龙梳子梳头，以防静电给头发带来不良刺激，最好选用黄杨木梳和猪鬃毛梳子，这样既能去除头屑，又能增加头发光泽，同时可起到按摩头皮、促进血液循环的功效。

②少饮酒。特别是烫热的白酒,这会使头皮产生热气和湿气,从而引起脱发。

③戒烟。吸烟会使头皮毛细血管收缩,从而影响头发的生长发育。

科学研究发现,脱发女性中,缺铁脱发者占30%,这也是中年女性一种常见的脱发症。因此,女性应及时补充身体内的铁元素,多吃富含铁质的食物,如黄豆、黑豆、马铃薯、胡萝卜、熟花生、香蕉、蛋类、带鱼、虾、菠菜、鲤鱼等。

除此之外,女性平时还可以多吃苹果、奇异果、蜜桃、金橘、杨桃等水果来保护自己的秀发。

皱纹

皱纹是指皮肤受到外界环境影响形成游离自由基,这种自由基会对正常组织细胞内的胶原蛋白、活性物质产生破坏作用,从而氧化细胞形成小细纹、皱纹。

皱纹出现的顺序一般是前额、上下眼睑、眼外眦、耳前区、脸颊、颈部、下颏、口周。其中面部皱纹分为萎缩皱纹和肥大皱纹两种类型。萎缩皱纹是指出现在稀薄、易干裂和干燥皮肤上的皱纹,就如眼部周围那些无数细小的皱纹;而肥大皱纹则是出现在油性皮肤上的皱纹,一般这样的皱纹数量不多,纹理密而深,例如前额、嘴唇周围、下颌处的皱纹。

女性美容的大敌之一就是皱纹,女性如何延缓皱纹的出现,呵护好自己的皮肤是非常重要的。其实,生活中的许多食物都对人的皮肤有着很好的"修饰"作用。女性在日常生活中可以利用以下方法帮助自己祛除皱纹。

①把比较软的热米饭揉成一团，放在面部揉搓直到揉成油腻污黑，这能祛除皮肤毛孔内的油脂、污物，然后用清水将面部洗净，这样就可使皮肤呼吸通畅，减少皱纹。要注意的是，选用热米饭以不要烫伤自己的皮肤为度。

②用猪蹄，最好是老母猪猪蹄数只，洗净后煮成膏状，在临睡前抹在脸上，第二天早晨洗去，坚持半个月后可有明显去皱效果。

③吃鸡时，把剩下来的鸡骨头熬成汤最好加上鸡皮，常喝这种汤能消除皱纹，使肌肤细腻。

④香蕉捣碎后加半汤匙橄榄油，搅拌调匀，涂在脸上有利于消除皱纹。

⑤用清水将西瓜皮洗净后用来揉擦面部，然后用清水冲净，可使皮肤清爽润滑。

此外，消除皱纹的水果、蔬菜还有黄瓜、番茄、草莓、橘子、栗子等。

成人痘

在 25 岁之后，很多年轻的女性又迎来了新的烦恼——成人痘。成人痘的产生是因为皮脂分泌过旺，粉刺、毛孔角化速度加快，细菌的滋生破坏而造成的。并且成人痘的出现与季节无关，常出现在额头、嘴巴周边、脸颊，同时还出现同一部位重复发作的情况。

成人痘的产生与人体的内分泌有着密切的关系。内分泌失调导致了人体功能的紊乱，从而产生成人痘。除此之外，精神过度紧张、不良饮食习惯和不规律的生活习惯也是成人痘产生的元凶,如爱吃油炸、辛辣食物和甜食,抽烟、喝酒、睡眠不足都是导致成人痘产生的因素。

那么女性在日常生活中如何消除成人痘呢?

1. 有效清洁

长痘痘的地方通常比较干燥,女性需要做的是补水工作,而不是全面控油。作息不规律或者情绪变化较大时,应该多给肌肤补充水分,多用补水型的产品,少用碱性洗面奶。成人痘在洗面奶的选择上,建议选择深层清洁型而非控油型的洗面奶。

2. 重点消炎

对付成人痘需要使用具有消炎净化作用的暗疮膏,以抑制痘痘生长。也可以有针对性地使用专门为成人痘准备的急救棒和专用遮瑕膏。

3. 防止留疤

防止成人痘落疤的方法是,首先用玉米粒大的磨砂膏在长痘处祛除角质,其次用柔肤水先敷一下痘痘,让痘痘顶端稍微软化,再次用粉刺针刺破痘痘,用医用棉签轻压,吸干净脓血,然后让它自然干燥愈合就可以了。

4. 祛除痘印

成人痘留下的痘痕一般分两种:黑色的斑块和凹洞。黑色的斑块会随时间慢慢淡化,也可使用含维生素C的美白产品进行密集护理。凹洞则最好使用含水杨酸、果酸等成分的凝露磨平凹洞边缘,大概1个月的时间就能消除痘痕。

肤色暗

每个女性都想拥有白皙亮泽的肌肤,但是长时间对着电脑工作或是没有注意保养皮肤导致了皮肤暗黄发黑,这就是我们常说的肤色暗、脸色差。皮肤暗黄发黑,会影响到我们的心情。

长期睡眠不足、角质层过厚、皮肤干燥缺水、面部清洁不彻底、紫外线、辐射等都成为女性面色暗沉的元凶。因此,女性要在每晚12点前入睡,定期用清除角质的产品清理毛孔中的垃圾,及时给皮肤补水,认真卸妆,做好防晒、防辐射的工作。

女性在日常生活中做好以下工作,就能达到防止肤色暗沉、保持亮丽肌肤的效果。

1. 饮食调养

在日常生活中,女性可以食用高营养的各种肉汤以及将黑米、玉米、糯米、大米做成糊状,再加进已加工成糊状的红枣、核桃、花生、莲子、桂圆、枸杞子等来调补血气。

2. 饮食禁忌

尽量少吃生冷、寒凉的食物,这些食物容易导致气血不足。

3. 做好保暖工作

做好保暖尤其是要做好秋冬保暖,养成睡前用热水泡脚的好习惯,这有利于心肾相交,水火既济,同时能促进睡眠。

4. 合理休息

睡觉可以养精蓄锐,补身体阳气,因此工作不宜过度疲劳,应注意休息。

坚持健康的生活习惯,你将会彻底远离色斑、长痘、肤色暗沉的困扰,让你拥有美丽的肌肤。

女性常见烦恼

痛经

痛经,又称经期疼痛,是常见的妇科疾病之一。痛经是指女性在经期身体产生的疼痛影响到其正常活动,需要借助药物缓解。一般周期性经期疼痛是常见的并且大多发生在月经期间。这一种痛经常表现为腹部绞痛并伴有下背部痛、恶心、呕吐、头痛或腹泻等症状。

对于痛经的女性来说,每个月的那几天犹如煎熬,下腹痉挛式疼痛,还伴随着恶心、头痛等症状,严重折磨女性的身心。如何才能让女性轻松度过经期,与痛经说再见呢?下面是一些缓解痛经的方法。

1. 使身体增温,加快血液流动

通过多喝热水、多穿衣服等方法保暖,这能起到扩张血管、加快血流、对抗子宫平滑肌收缩,进而减轻疼痛的功效。女性在经期疼痛加剧是由于交感神经紧张引起了血管收缩,使血液运行不畅,从而加重痛经。因此,使身体增温是很好的缓解痛经的方法。

2. 利用天然食物补充雌激素

经期中的女性体内雌激素含量降至最低,因此对疼痛的忍受度也降至最低。而女性对疼痛的耐受力和体内雌激素的含量密切相关,通过天然食物补充雌激素能增加女性对疼痛的忍受度。

3. 保持头低臀高的姿势

假如经期中经血不能畅快地从宫颈流出,而是滞留在子宫内慢慢流出,就会造成盆腔瘀血,加重痛经和腰背酸痛。因此,女性在痛经时可以跪在床上抬高臀部,保持这种头低臀高的姿势能改善子宫的后倾位置,方便经血外流,消除盆腔瘀血,减轻疼痛和腰背不适的症状。

假如痛经程度比较严重,女性应当及时就医,切不可自己服用药物解决问题。

白带异常

白带是女性阴道排液,是由阴道黏膜渗出物、宫颈腺体及子宫内膜腺体分泌物混合而成,这种排液中含有阴道上皮脱落细胞、白细胞和一些非致病性细菌。

一般情况下,阴道排液的质与量与月经周期的变化有关。当月经结束后,阴道排液量少、色白,呈糊状。而在月经中期卵巢即将排卵时,由于宫颈腺体分泌旺盛,白带增多、透明,微黏似蛋清样。在排卵期的2～3天后,阴道排液变混浊,稠黏而量少。在行经前后,由于盆腔充血,阴道黏膜渗出物增加,致使白带增多。

当白带的色、质、量发生异常改变时,就是我们常说的白带异常。白带异常有很多种,判断白带异常要从它的颜色、性状、气味和一些自觉的症状去判断。如白带颜色青、赤、黄、白、黑等,或是白带的量太多或黏稠如脓液或稀薄如水,或有恶臭、搔痒、阴部灼热疼痛等症状,同时可能伴随腰酸腿软、小腹胀痛等病理状态,这些都属于白带异常的表现。

白带异常要及时到医院检查治疗,以防病变。同时在日常生活中也要做好防治工作。

在饮食方面,少吃辛辣和油腻生冷的食物,多食用益脾补肾和清热利湿的食物,如莲子、大枣、山药、薏米、冬瓜等。假如女性是因为脾虚和肾虚所致的白带质稀、量多,那么可以选择扁豆、蚕豆、绿豆、豇豆、红豆、白果、黑木耳、龟肉、芹菜、荠菜、乌鸡、乌贼骨、鸡冠花、马齿苋、石榴、鳜鱼等进行食疗。

除此之外,预防白带异常还要节制房事,注意月经期、妊娠期和产褥期的卫生。平时要保持阴部的清洁,尽量避免盆浴,患有足癣的女性,洗脚与洗外阴的毛巾、盆要分开使用。

外阴瘙痒

外阴瘙痒是指女性外阴部的痒痛。外阴瘙痒的部位一般位于阴蒂、小阴唇,但是有可能波及大阴唇、会阴甚至肛门周围等皮损区。假如外阴瘙痒长期挠抓会出现抓痕、血痂甚至引发毛囊炎。

外阴瘙痒是女性常见疾病之一。女性外阴瘙痒有众多的原因,真菌性阴道炎、滴虫性阴道炎、阴虱、疥疮、蛲虫病可引起女性外阴瘙痒;避孕套、卫生棉条、卫生巾或其他药物、化学品过敏等,也可引起外阴瘙痒。不注重个人卫生,没有养成清洁外阴的习惯,皮脂、汗液、月经、阴道内分泌物,甚至尿液、粪便浸渍,长期刺激外阴可引起瘙痒。除此之外,如其他皮肤病变擦伤、寻常疣、疱疹、湿疹、肿瘤都是引起外阴瘙痒的原因。

女性外阴瘙痒是一种容易反复发作的疾病,它常呈阵发性发作,发作时刺痒难忍,有时候甚至影响到女性的正常生活。严重的话有可能导致夫妻不和,假如久治不愈还可导致多种疾病同时发生。因此,女性面对外阴瘙痒应该到正规医院查明原因,及时治疗。

女性要预防外阴瘙痒非常简单,只要做到以下 3 点即可。

①养成良好的卫生习惯,如不穿紧身内裤、丁字裤,内裤应该宽松、透气,并以棉制品为宜。

②注意饮食,忌酒及辛辣食物,不吃海鲜等易引起过敏的食物。

③假如外阴瘙痒严重,应到医院及时就诊,检查是否有真菌或滴虫,如有应及时治疗,不可擅自医治。

小腹疼痛

小腹疼痛是成年女性常见的症状之一,这大多是由妇科炎症引起的。慢性小腹疼痛以小腹钝痛及骶部疼痛为主。慢性小腹疼痛多为慢性宫颈炎、慢性附件炎、慢性盆腔结缔组织炎、盆腔瘀血症、子宫后位、子宫肥大症、子宫脱垂等所致。小腹钝痛、有下坠感、腰酸等症状多发生在劳累后、长期站立、性交后及月经期加重疼痛程度等情况下。

引起小腹疼痛的原因多种多样,主要有以下几种。

1. 经期小腹疼痛

女性在经期出现下腹疼痛和全身不适多是生理现象,假如经期加剧则为痛经。假如经期后痛经则是由某种疾病引起的,应当及时就医,不能用止痛药来解决问题。

2. 炎症引发疼痛

这种现象多发生于育龄妇女,一般多为附件炎和盆腔炎,疼痛发生在小腹的一侧或两侧,同时白带增多。慢性疼痛常出现隐痛、腰酸痛或有坠胀感;急性疼痛则表现为腹痛难耐,并伴有发烧。

3. 妇科疾病引发的小腹疼痛

例如子宫内膜异位可使经前期及经期腹痛加剧。

4. 排卵引起的小腹疼痛

由于卵泡在排卵时破裂,导致女性在排卵期感到小腹疼痛,但是这并不影响健康。但是有极少数人因排卵期卵泡破孔较大损伤小血管,造成卵巢破裂,从而使腹腔内出血,这样的情况就应该及时到医院就诊。

5. 生理畸形引起的小腹疼痛

常见的生理畸形包括处女膜闭锁、阴道横膈等,在青春期月经来潮、经血排出受阻时而产生腹痛,其疼痛与月经关系甚为密切,呈周期性发作,这需要手术矫治。

乳房疼痛

女性乳房疼痛主要是受垂体前叶、卵巢和肾上腺皮质的内分泌所影响。一般情况下,在月经周期的前半期,卵巢分泌雌激素相对多些,乳腺管发育增生。而在月经周期的后半期,雌、孕激素影响乳腺的腺管和腺泡的发育,此时女性会感觉到乳房肿胀,这是一种生理性变化。

女性发生乳房胀痛一般有以下几种原因。

1. 经前期乳房胀痛

许多女性在月经来潮前会感觉乳房胀满、发硬、压痛的现象;甚至有的女性还感觉乳房受稍微震动或碰撞就会胀痛难受。这与经前期体内雌激素水平增高、乳腺增生、乳房间组织水肿有关。但是这种症状在月经来潮之后就自然消失。

2. 性生活后乳房胀痛

性欲冷淡或者性生活不和谐的女性，在性生活后，因为性需求没有得到满足，乳房充血、胀大就不轻易消退，或消退不完全，这种持续性充血会使乳房胀痛。

3. 孕期乳房胀痛

有些女性在怀孕 40 天左右时，由于胎盘、绒毛大量分泌雌激素、孕激素、催乳素，导致乳腺增大，进而产生乳房胀痛，这种症状有时候会伴随整个孕期，但是这不需要治疗。

4. 产后乳房胀痛

有些女性在产后 3～7 天常出现双乳胀满、硬结、疼痛的症状。这主要是由于乳腺淋巴聚积、静脉充盈和间质水肿及乳腺导管不畅所致。

5. 人工流产后乳房胀痛

突然中断妊娠会导致体内激素水平骤降，使刚刚发育的乳房忽然停止生长，造成乳房疼痛。

对于乳房胀痛，女性不必过于担心，但是假如胀痛长时间得不到缓解，甚至变得严重，触摸乳房有凹凸不平、边缘不清楚、活动度差的肿块时，就应立即去医院检查。

水肿

水肿是由于机体细胞外液中水分积聚所致的局部或全身肿胀。女性不要轻易忽略水肿，认为这是小事。其实水肿与身体很多器官的病变有关，而引起水肿的原因有很多，自身所处的环境、生活方式、行为动作等都有可能引起水肿。

水肿有生理性水肿和病理性水肿。生理性水肿只要调节生活规律和饮食习惯即可,而病理性浮肿则使水肿现象长期得不到改善,并且伴随其他并发症。女性常见的水肿有久坐久站水肿、生理周期水肿、产后水肿等。

针对女性常见的这3种水肿,我们可以运用以下方法来应对。

1. 改善久站久坐水肿

①改变久站久坐的习惯。

②睡前抬高小腿。

③穿弹性袜:利用外在压力减轻水肿。正确的穿法是"躺着穿、躺着脱",这样可以避免血液堆积在足部,达到预防下半身浮肿的效果。

2. 改善女性生理周期水肿

①减少盐分摄取量。

②多吃利水的食物,帮助身体排水,如车前子、绿豆、红豆、冬瓜汤等。

③用红豆加红糖熬汤喝,怕冷的人还可加点生姜活血。

3. 改善女性产后水肿

①以补肾活血的食疗方法,去除身体水分。

②薏米红豆汤,食用之后可以强健肠胃、补血,也可以达到通乳的效果。

③红糖生姜汤,将生姜连皮水煮,有活血的功效。

肩酸

由于长时间伏案工作,或者是长时间保持同一姿势工作,集中使用的人体部分肌肉，如肩、手腕、脖颈等处就会积聚乳酸。而乳酸则是让人感到酸痛的物质。假如体内产生大量的乳酸，使得乳酸在肌肉中积聚，那么就会导致肌肉变硬、僵直，处于紧绷状态。肩酸是由于肌肉紧张造成血液循环不良造成的状态。

现代女性肩膀酸痛已经成为一种职业病。肩膀酸痛有可能诱发肩周炎，给女性的健康带来极大的损害，为此女性要特别注意如何缓解肩酸症状。

要消除肩酸的困扰，我们可以为自己补充充足的维生素B_1、维生素B_2和烟酸，这些营养素能将乳酸运送到肝脏中进行解毒。除此之外，维生素B_{12}还能促进受伤的末梢神经得到恢复，而维生素E则能令血液流通顺畅，减轻肩酸。

除补充维生素之外，我们还可以用以下方式缓解肩酸。

①泡澡，通过浸泡到下巴的全身浴，促进血液循环。泡澡是日常生活中解决肩酸的有效方法。

②可以用热毛巾敷在脖子的斜侧面，这是缓解肩酸最有效的方法。

③仰面睡觉时不靠枕头，枕头放在头的两侧。

④端正坐姿和步姿，减轻单手拎包的重量。

⑤工作间隙做办公室体操，放松锁骨部位的肌肉。

体寒

女性很容易手脚冰凉，这是女性身体特性决定的。由于大部分女性都或多或少地存在贫血，而贫血一般又是由于体内缺铁造成的，因此，这就使得体寒的人更容易缺铁。体寒是由个人体质的特点和生活习惯交错而引起的症状，彻底治疗体寒需要一个长期的过程,长期坚持健康的生活习惯,能够有效地防治体寒。

女性长期处于寒性体质,会影响到女性的月经和生育。女性要改善体寒症状可以从平时的一些小细节做起。

①适当摄取盐分。中医学认为,盐分有着温热身体的作用。因此,恰当地摄取盐分具有促进血液循环的效果。

②适时补铁,平常多吃含铁量高的食品。

③把握水分。"多余的水分"是体寒女性的公敌。多余的水分会增加肾脏的负担,同时也是造成下半身肥胖的原因。

④进食不宜过量。进食过量除了会引起肥胖之外,还会引起体寒。因为进食过量会引起肠胃消化功能减弱,同时大半血液在肠胃中滞留,这就会造成腹部汇合温热、手脚招致酷寒。

⑤"阳性"食品要温热后食用。例如,牛奶、豆腐、青菜等食物经过温热加工后,就能转换为阳性,可加热后再食用。

⑥生姜红茶兼具利尿及温热身体的功效。

⑦坚持每晚泡脚。

尿频

一个正常成人白天排尿的次数为4～6次,夜间为0～2次,假如次数明显增多,这就是医学上所说的尿频。女性要明白,尿频是一种症状,而非疾病。

引起尿频的原因有很多,包括神经精神因素、病后体虚、寄生虫病等。中医学认为,体质虚弱、肾气不固、膀胱约束无能,导致尿频。此外,过于疲劳、脾肺二脏俱虚,也容易发生尿频。尿频多为虚症,需要调养。调养方法很简单,多吃富含植物有机活性碱的食品，少吃肉类，多吃蔬菜。

女性尿频是患有妇科疾病的预警。女性在日常生活中稍微改变自己的一些生活习惯即可预防尿频。

①经常进行户外运动，多呼吸新鲜空气。

②保持良好的心情，保证新陈代谢的正常进行。

③生活要有规律，无规律的生活会加重体质酸化，导致病菌入侵。而良好的生活习惯有利于保持弱碱性体质，使病菌远离自己。

④远离烟、酒，避免人体的酸化。

尿失禁

尿失禁是一种泌尿系统疾病，它是指由于膀胱括约肌损伤或神经功能障碍而丧失排尿自控能力，使尿液不受人的意识控制而不自主地流出。根据症状可将尿失禁分为四种类型：充溢性尿失禁、功能性尿失禁、急迫性尿失禁和压力性尿失禁。

尿失禁产生的原因主要有以下几种。

①难产、骨盆骨折或长期便秘等原因造成的外伤。

②尿道关闭功能受到损害，如尿道平滑肌损伤、尿道周围横纹肌损伤、盆底肌薄弱或受到损伤，以及神经末梢损伤等。

③根治性子宫切除术、阴道前壁手术等的影响。

深受尿失禁困扰的患者要抑制尿失禁，只需从生活上做出一些改变，即可减缓痛苦。

①勤上厕所，提前观察好奔向厕所的最短路径，把衣服穿得宽松一点，以备不时之需。

②养成记录"饮水排尿日志"的习惯，这有利于患者更确切

地了解自己的情况，同时也是为医生提供重要的诊断材料。

③保持一个健康的体重。

④少喝含有利尿剂的饮料，如可乐、咖啡。

⑤不宜大量饮水，这会在瞬间增大膀胱的压力，但可以尝试少量多饮。

下肢静脉瘤

人的全身都遍布着静脉，上自头顶下至脚趾。而静脉瘤是常见的静脉疾病，下肢静脉瘤是指下肢表面的静脉由于妊娠等原因，使血液回流心脏受阻，而致静脉扩张、弯曲。特别是在站立时最明显，而平躺或者端坐时肉眼基本上看不见，假如没有自觉症状可不做处理。

长期站立工作或压迫血管，则血液潴留而引起疼痛，在穿上袜子时也能明显看见肿胀变色的静脉。对于爱美的女性来说这非常影响一个人的美观，而且容易反复发炎，造成部分血管闭塞。

下肢静脉瘤产生的原因主要有以下几点。

①先天性或遗传所造成的。

②工作性质需长时间的站立。

③怀孕导致发病。

④外伤导致下肢静脉瓣破损所引起。

⑤深部静脉闭塞，血管内压上升，导致表层静脉向侧面曲张。

假如患者形成轻度的下肢静脉瘤，可抬高下肢休息，或者用弹性绷带和弹力袜进行压迫，以促使静脉血回流。当伴有疼痛时,应到医院就诊,根据病情可以选择做静脉切除手术。同时要避免长时间站立,以减轻静脉压力,减少发生下肢静脉瘤的概率。

痤疮(青春痘)

痤疮就是我们俗称的青春痘,这是在皮肤科中常见的一种慢性炎症性毛囊皮脂腺疾病。痤疮的发病因素有很多,这其中主要与性激素水平紊乱、皮脂腺大量分泌、痤疮丙酸杆菌增殖、毛囊皮脂腺导管的角化异常及炎症等因素有关。

很多人认为痤疮是青春年轻的标志,但是痤疮也给无数青少年和未满25岁的成年人带来了很大的困扰。痤疮造成的皮损主要发生于暴露部位,如面部、前胸和背部,假如不及时采取措施治疗,会造成痘痘越长越多,同时形成囊肿、结痂,甚至留下疤痕,而很多人因为在脸部形成混合型痤疮,严重影响了他们的身心健康。

如何预防痤疮是非常重要的事情,以下是几点建议。

①保持充足的睡眠,睡眠不足会导致痤疮的发生率增高。

②不化浓妆。年轻的女性要尽量少用化妆品,最好不要化浓妆、打粉底,因为这样会阻止皮脂排泄,加重痤疮。

③做好面部清洁工作。早上用冷水,晚上用热水洗脸,这样有利于皮脂排泄,洗脸时用点硫磺皂则效果更好。不要常用手摸脸或以手托腮。

④不要用手指挤压痘痘,这样容易造成痤疮融合形成脓包或脓肿甚至留下疤痕。

⑤饮食要注意,多吃绿色叶类蔬菜。少吃或不吃辛辣食品,

肥肉和动物脂肪也应避免。

⑥防止便秘,便秘容易使毒素堆积体内,形成痤疮。

色斑

色斑是指和周围肤色不同的斑点。这包括雀斑、黑斑、黄褐斑和老年斑等,同时色斑是一种皮肤病,它属于色素障碍性皮肤病。它是由于皮肤黑色素的增加而形成一种常见面部呈褐色或黑色素沉淀、损容性的皮肤疾病,一般色斑多长在面颊和前额,经日晒后会加重,患者一般以女性居多,这与女性的妊娠,长期口服避孕药造成的月经紊乱有关。

女性都喜欢完美无瑕的肌肤,而色斑是女性完美肌肤的一大劲敌,预防色斑成为女性的当务之急。以下是医学专家给女性的一些预防色斑的建议。

①注重睡眠。睡眠充足可以使女性避免很多疾病,只有在不缺氧、不缺水的情况下,皮肤才会光彩照人。

②做好防晒工作。很多皱纹和斑点大部分都是由于光照引起的。外出时应该做好防晒工作,帽子、遮阳伞、防晒霜是防晒的好帮手。

③保持营养均衡,注意摄入体内所需的各种维生素。

④适当补充糖分,肝、肾、脾等脏器都需要糖分,而这些器官健康的女性,头发黝黑、肤色红润。

⑤有些药物长期服用会产生色斑,女性应停止服用相关药物。

⑥色斑有时候与一定的妇科疾病有关,女性可以在发生疾病时及时到医院就诊。

湿疹、皮炎

湿疹是由多种内外因素共同作用的,具有多形性皮损和易有渗出倾向的皮肤炎症性反应。具体病因非常复杂,并且湿疹发作时,常让人感觉到剧烈的瘙痒,而且病情反复发作,有可能多年不愈。

湿疹分为急性、亚急性和慢性3种,这是湿疹在真皮和表皮的联合反应。预防和治疗湿疹,可以从以下方面做起。

①在确认患有湿疹之后,要用清水洗脸,香皂、洗面奶等清洁产品都不可以使用。

②患湿疹后,不要烫洗、抓挠湿疹处,以免湿疹加重。

③患有急性或是慢性湿疹的患者可以适当用中药外洗。黄连、黄芪、黄柏三味药煎汤外洗,有清热、燥湿、解毒、止痒的作用。

皮炎是湿疹的同义词,皮炎其实就是一种皮肤炎症,它是指皮肤对化学制剂、蛋白、细菌与真菌等物质的变应性反应。

皮炎患者在生活中应该注意以下事项。

①清洁皮肤要注意,避免过度洗烫、肥皂及各种有害因子的刺激。

②发病期间忌辛辣食物和酒类。对鱼、虾等易诱发本病的食物,患者应注意食用后及停用后的效果,无须盲目地忌口。

③治疗全身性疾病,发现病灶应积极清除。

异位性皮炎

异位性皮炎说得通俗些就是遗传过敏性皮炎,这是一种与遗传有关的皮肤疾病,它是指因遗传导致皮肤异常而产生病变,这种疾病使人异常敏感同时瘙痒难耐、反复发作。

其实瘙痒是异位性皮炎最主要的特征。除此之外,患者皮肤亦可出现红肿、水泡及结痂等症状。患有这类皮肤疾病的患者一般肤质较为干燥;而长期患有异位性皮炎的患者的皮肤可能会因为这种疾病而使肤色加深变厚。假如患者不断搔抓就会使表皮渗出液体,严重的话还可能会引起细菌感染,出现流脓现象。关于这种皮肤疾病的发病机制目前尚未探明。

女性如何确认自己是否患有异位性皮炎呢?根据病理学的诊断判定,异位性皮炎必须符合下列3项或3项以上的条件。

①个人或家族有异位性体质。

②皮肤瘙痒。

③持续慢性或反复性皮肤炎长达6个月以上。

④患有湿疹样皮炎或苔藓性皮炎,同时病灶符合位置。

异位性皮炎是一种慢性皮肤病,需要长时间的耐心治疗。根据皮肤专家的建议,一般患者可以使用外用类固醇药膏及止痒的抗组胺药、口服药,但是本身存在感染问题需要同时用抗生素的患者须由医师判断后方可使用。

脚气(脚癣)

脚气是足癣的俗名,也称"香港脚"。脚气为足跖部、趾间的皮肤癣菌感染所致,其可延至足跟及足背,但发生于足背者则成为体癣。红色毛癣菌为足癣的主要致病菌。

脚气是一种公害,不仅对个人造成影响也影响着他人的生活。脚气患者一般会出现以下症状:瘙痒、脱皮、起水疱、真菌传播,还会引起手癣和灰指甲。严重的是搔抓会导致局部细菌感染,有时候可发展成淋巴管炎、蜂窝织炎及丹毒,可谓后患无穷。

脚气其实说到底还是要通过做好个人卫生来防治,女性不妨学学如何防治脚气。

①讲究卫生,保持个人清洁,勤换袜子。

②积极消除诱发因素,如脚汗。

③不吃容易引发出汗的食品,如辣椒、生葱、生蒜等。

④不和他人共同使用洗脚盆及擦脚毛巾,以免交叉感染。

⑤平时不宜穿运动鞋、旅游鞋等不透气的鞋子,以免造成脚汗过多,脚臭加剧。趾缝紧密的人可选择分趾袜,以吸水透气。

⑥脚气发作时,应避免搔抓,防止自身传染及引发感染。

⑦情绪宜恬静,激昂容易诱发多汗,加重脚气。

⑧鞋柜也要经常通风、晾晒。如果鞋柜不能移动,应定期用消毒液擦洗或放入干燥剂,祛除潮气。

茧子

茧子是指皮肤受到过度的摩擦而引起外表皮和真皮层的剥离,中间形成一定的空间。为了使真皮免受损害,皮肤中会产生一种生理盐水,也就是我们常说的水泡,这能减轻对真皮的摩擦和损害。

茧子是一种疾病,它可分为脚垫、趾垫、疔 3 类。脚垫按照生长部位和形状,可以分为月牙垫、轮垫、后垫等。趾垫又称为顶趾、盖趾、夹趾、对趾等。疔则分为垫疔和单纯性干疔,其名称颇多,如顶趾疔、盖趾疔、垫疔、蛇头疔等。

关于茧子的治疗方法,一般以外治为主,同时可用修脚术中的起法、分法修治,同时亦可配合药物外治。

长期伏案工作的女性的手腕处和手肘处会因为过度摩擦而长出茧子,下面给女性介绍两种消除茧子的方法。

①手上长茧子和工作的方式有关,女性可以选用一些角质剥脱剂,如5%～10%的水杨酸软膏,甚至可以用30%的水杨酸火棉胶涂在患处,这对消除茧子非常有效。

②将长有老茧的手泡在温水里后,抹上由医生开具的药膏或药剂,用纱布包裹整整一夜。等老茧软化后,用小刀轻轻刮去死皮,然后再涂上深层滋润的护手霜,过一段时间后老茧就彻底消失了。

鸡眼

鸡眼是指由于脚掌反复的机械性创伤导致角化过度,这种对损伤的保护性反应会引起皮肤局限性增厚,产生不适感。鸡眼是一种基底在表面的,尖顶朝内并压迫邻近结构的局限性、角化性、圆锥形的增厚物。

比较顽固的鸡眼下方存在骨刺或外生骨疣。最典型的是呈黄色或深黄色圆锥形角质栓的鸡眼,其尖端嵌入皮内,一般有绿豆、蚕豆大小。其表面平坦或稍隆起,假如用刀削去外层,就会看到中心有坚硬角质栓塞,并且外周有一圈透明的淡黄色环呈鸡眼状。这种鸡眼一般长在脚底、脚趾、小趾外沿、趾背等易摩擦、挤压处,但不限于受压部位。一般这些部位会长出1～2个鸡眼，也有可能是多个。因角质栓尖端呈楔状嵌入角质层，其尖端压迫真皮层内的末梢神经，站立或行走时会有剧痛。发生于4～5个趾间的皮损，由于受汗浸渍，表面潮湿，呈灰白色浸软表层，伴恶臭，而且脚汗多，这种叫软鸡眼。

鸡眼有压痛症状，对人体的手足功能有一定的影响。

要彻底治疗鸡眼，就要做好预防工作。

①穿宽松、大小合适且柔软的鞋，同时可以在鞋内放有孔的小片海绵垫保护局部避免受压。

②运动完后多用热水泡脚，增加其血液循环。

粉瘤和腱鞘囊肿

粉瘤也称皮脂腺囊肿。它是指由于皮脂腺排泄管阻塞，皮脂腺囊状上皮被逐渐增多的内容物膨胀而形成的潴留性囊肿。囊肿里一般有白色凝乳状皮脂腺分泌物。

皮脂腺丰富的人一般容易长粉瘤，粉瘤的大小不均，小的如黄豆，大则可至小柑橘样，并且囊肿多呈圆形，位于皮内，并向皮肤表面突出，囊壁与皮肤紧密黏连，中央可有一小色素点。皮脂腺囊肿发生缓慢，一般呈圆形，与周围组织界限明显，质地软，无压痛，可活动。一般无自觉症状。

皮脂腺囊肿继发感染时可表现为：局部皮肤红肿、皮温升高、表皮变软、疼痛、化脓。

由于皮脂腺囊肿常发生在头面部等皮脂腺丰富的部位，并且很容易发生合并感染。因此，对待皮脂腺囊肿主张手术切除，术中要求囊壁一定要完整切除，否则反复发作会影响患者的生活和工作。

而腱鞘囊肿则是发生在关节部腱鞘内的囊性肿物,是一种关节囊周围结缔组织退变所致的病症。这种囊肿物内含有无色透明或橙色、淡黄色的浓稠黏液,病发多见于腕背和足背部。

腱鞘囊肿患者多以女性和青少年多见,一般发病于关节或腱鞘附近,腕背、腕掌、屈腕肌腱及足背发病率最高。长期和电脑打交道的人,手握鼠标时间过长,或是姿势不正确,都有可能导致手关节滑膜腔的损伤而致病。

腱鞘囊肿患者要注意对患部的休息。因为腱鞘囊肿是由于反复过度摩擦而引起的炎症,因此,患者一定要避免过量的手工劳动方式,保持正确的姿势避免关节的过度劳损,按时休息。

疣

疣是一种发生在皮肤浅表的良性赘生物。

疣的名称因为其皮损的情况和发生的部位而不同。例如,鼠乳是指发生在胸背,皮损中央有脐窝的赘疣;跖疣是指发生在脚底的疣;丝状疣或线瘊是指发生于颈及眼睑,呈细软丝状突起的疣。

下面介绍几种特征,让女性学会辨别不同种类的疣,以便更好地就医。

①扁平疣一般呈米粒及芝麻大,扁平隆起,表面光滑,色浅褐或正常皮色。

②传染性软疣刚开始形成时呈米粒大、半球形丘疹,中心有小白点,但是随后逐渐增大至如绿豆,变得很明显,质地硬,中心

凹陷似脐窝,呈灰白、乳白、微红或正常皮色,表面光滑。

③寻常疣初起为米粒大小,是微黄色角化性丘疹,中央可见一针头小红点,逐渐增大至绿豆大小,圆形或多角形乳头状隆起,逐渐明显,质硬,表面粗糙呈刺状,灰白、污黄或污褐色。

为了更好地预防和治疗疣,女性要注意以下事项。

①千日疣应避免摩擦和撞击,以防止出血。

②扁平疣应避免搔抓,以防出现新的皮损。

③鼠乳应保持局部清洁,避免继发感染。

④跖疣应避免挤压。

多汗、体臭

多汗即汗腺分泌过多。多汗可分为生理性多汗和病理性多汗。

生理性多汗是指由于气候炎热、温度过高、衣着过多、盖被过多而导致的闷热综合征,或者是因为体内供热和热量散发过多,紧张、恐惧等因素产生的多汗现象。这种症状只需要调节体温即可解决。

病理性多汗是指人体出汗异常多,甚至有的患者还低热或怕风。有些疾病也会引起多汗,例如甲亢、肥胖、糖尿病、结核病等,但是大部分多汗是植物神经紊乱引起的,这主要是由交感神经异常兴奋所引起。病理性多汗需要到医院查明原因,进行相关治疗。

体臭与人的基因、生活习惯、饮食和环境有关。青年男女的腺体分泌物较多,尤其是油性皮肤者,身体异味比一般人要浓烈。同时女性的体表分泌腺分布比男性多50%以上,腺体的分泌常使女性身上某些局部形成潮湿温暖环境,利于细菌的滋生,使女性更容易产生身体异味,尤其是夏天。

体臭主要来源于汗液。此外,有些人的体臭是因疾病引起的,例如严重的消化系统疾病、严重的妇科疾病等。假如是这样,应该到医院进行系统的检查,彻底治疗原发病,去除病因。除此之外,过量食用刺激性食物、化妆品使用不当、个人卫生习惯不良等都能造成体臭。

狐臭

狐臭也称腋臭,是指腋下大汗腺内的真菌感染,使得腋下大汗腺内的细菌与大汗腺分泌物中的有机物发生作用,产生饱和脂肪酸,从而使腋窝等褶皱部位散发难闻气味。由于女性体表的分泌腺分布比男性多,因此女性更容易患腋臭。

腋下大汗腺的发育程度和功能与家庭遗传史有关。大汗腺越发达,分泌功能越旺盛的人,也越容易产生腋臭。

青年女性在月经期前后、怀孕期间,腋臭味道更浓。但是随着年龄的增长,大汗腺逐渐萎缩,分泌功能也日渐衰减,狐臭症状可以慢慢减轻和消除。除此之外,气候变化、生长发育时激素的分泌失常、疲劳都是狐臭的发病诱因。

防止腋臭,在日常生活中就要做好个人卫生工作。

①勤洗澡、勤换衣。

②穿透气性好的衣物,出汗后及时擦干,并外用爽身粉、外用药物涂抹易出汗处。

③忌辛辣刺激食物,戒烟戒酒。

④要保持心情开朗,且不宜做剧烈运动。

嵌甲

嵌甲是指人们为了适应趾腹的形状,而将趾甲修剪成圆弧形,同时趾甲两侧边缘修剪得太深太低,而使趾甲长到肉里。

嵌甲是一种常见的足科病,它是因为趾甲边缘修剪得过深、过低,再加上穿尖头、瘦型鞋挤压脚趾所导致。嵌甲早期的症状就是疼痛,同时嵌甲容易引发甲沟组织感染,临床上称为甲沟炎。当嵌甲发展为甲沟炎时,局部就会出现明显的红、肿、热,并伴有剧烈疼痛,化脓后,局部有脓性分泌物流出。

要消除嵌甲,关键是要恢复正常的指甲生长趋势。可用碘伏给嵌甲消炎,同时用中草药植物精华奥甲霜软化嵌甲,以恢复正常的指甲生长方向,彻底去除嵌甲。

要根治嵌甲,需要及早发现并治疗,同时要做好预防工作。预防嵌甲有四个好办法。

①讲究卫生,及时去除甲沟里的污垢,保持趾甲的清洁。

②勤剪趾甲,同时养成将趾甲修剪成平直样的良好习惯。

③穿相对宽松的鞋,给脚趾在鞋里有一定的活动空间,感受不到任何压力。

④一旦出现嵌甲等足科疾病,及时到医院就诊,力求根治。

白发症

白发症指头发全部或部分变白,这是因为毛发黑色素减少、黑素细胞形成黑色素的功能减弱、酪氨酸酶的活性降低而造成的。情绪过度紧张、用脑过度、忧虑、惊恐、神经外伤等可能导致白发产生,此外,患有慢性消耗性疾病也可能出现白发。

白发症患者一般头发全部或部分变白,这其中又分为先天性和后天性两种。一般先天性白发症和家庭遗传史有关,少年白不影响健康,多发于儿童及青少年。此外白发还可能是某些疾病的一个症状,例如早老症、白癜风等。

乌黑的秀发是年轻的标志,女性应该学会预防白发症的发生。

①调节心理健康,劳逸结合,保持心情舒畅,保持心理上的相对平衡,这对于防止早生白发至关重要。

②坚持体育锻炼,增强体质。

③多吃一些富含优质蛋白、微量元素和维生素的食物,可选择鲜鱼、牛奶、动物肝肾、黑芝麻、食用菌类、海藻类、新鲜蔬菜和水果等。

④白发症严重影响到个人生活的应该到医院就诊,并在医生指导下酌情使用维生素、叶酸以及中药何首乌、枸杞子等药物,以防止或延缓白发的生成和发展。

多毛

多毛症在医学上的界定是,任何部位超出正常分界的毛发密度增高、变长、变粗、变黑都统称为多毛症。一般在原来无毛处易出现多毛,这是可能诱发多毛症的一种征兆。这种征兆一般在背上部、胸部、上腹部、耻骨上三角及耳、鼻部出现粗毛,这提示女性体内有较强的雄激素作用。

很多女性因为嘴唇周围、前臂、小腿等处的毛发多而常感到烦恼。女性雄激素依赖性区域毛发过度生长、变粗、变黑就是多毛症的明显症状。这是因为体内雄激素水平升高或靶器官对雄激素的敏感性提高所引起。医学研究表明90%以上的多毛症女性有雄激素升高,其余多为特发性多毛。

与其他症状一样,多毛症也可以分为生理性多毛和病理性多毛。女性生理性多毛多见于妊娠妇女,但是这种症状一般在产后6个月内消失。

病理性多毛症则是由病理性因素引起,绝大多数与内分泌功能障碍性疾病有关,少数为遗传性综合征。

在女性中病理性多毛症最常见于双侧性多囊卵巢综合征,也可能是由脑垂体肿瘤或肾上腺皮质肿瘤引起,一般患有病理性多毛症的女性都伴随有内分泌失调和月经失调等并发症。

病理性多毛症与女性长期使用皮质类固醇激素或雄性激素等药物有关。此外,还有一些尚未明确的因素作用,如可能与局部毛囊对雄性激素的敏感性升高有关。

妇科感染

怎样判断白带是否异常

女性的白带是女性健康的晴雨表,因此女性需要了解白带异常的不同症状。白带异常的临床表现主要有以下几种。

1. 无色透明黏性白带

白带突然增多,颜色与鸡蛋清相似,或稍显混浊,常让女性感到腰酸,并且很少有其他并发症状。这可能是慢性宫颈炎、阴道炎以及应用雌激素引起的。

2. 黄色水样白带

白带色黄，清澈如水，常湿透内裤，并且有一股臭味，这是由病变组织变性坏死所致，并且白带量较多。这预示着女性可能患有宫颈癌、子宫黏膜下肌瘤等疾病。

3. 泡沫性白带

白带增多，同时伴有外阴、阴道瘙痒，假如合并化脓性细菌感染，白带则变为黄脓样，且有泡沫。这样的白带异常现象提示患有滴虫性阴道炎。

4. 豆腐渣样白带

白带中混有豆腐渣样的白色块状物，同时这种白色物质会附着在阴道壁上，不易脱下，并且常常伴有奇痒。这种异常的白带则预示着女性可能患有真菌性阴道炎。

5. 脓性白带

白带呈黄色或绿色，有臭味，这多半是由生殖器官发生感染所致。这种症状提示患有滴虫性阴道炎、慢性宫颈炎、子宫内膜炎或宫腔积脓等。

6. 血性白带

即白带内混有血液。这可能是附件恶性肿瘤、宫颈癌、子宫癌引起的。同时也有可能是某些良性病变导致的，如宫颈息肉、黏膜下肌瘤、重度慢性宫颈炎及宫内节育器所引起的不良反应。

白带化验单怎么看

女性到医院进行白带常规检查的时候会得到一张白带化验单，但是很多女性却看不懂化验单上的内容到底反映了什么情况,也不知道自己的化验结果是否会影响到健康。询问医生,但是医生又没有详细解释,这让很多女性感到非常困惑。

现在我们通过3个步骤让女性轻松看懂白带化验单。

1. pH值

假如你的化验单上的pH值是5～6,那么意味着你有阴道炎症。

pH值表示阴道的酸碱度,正常值为4.5。因为通常情况下,阴道内分泌物呈弱酸性,这能有效防止病菌在阴道内繁殖。假如女性患有滴虫性或细菌性阴道炎时,pH值上升,可大于6。

2. 阴道清洁度

阴道清洁度一般分为4级:Ⅰ～Ⅱ度属正常,Ⅲ～Ⅳ度为异常白带,意味着有阴道炎症。

Ⅰ度:即有大量阴道上皮细胞和大量阴道杆菌。

Ⅱ度:即有阴道上皮细胞,并且有少量白细胞,有部分阴道杆菌,可能有少许杂菌或脓细胞。

Ⅲ度:即有少量阴道杆菌,有大量脓细胞与杂菌。

Ⅳ度:即未见到阴道杆菌,除少量上皮细胞外主要是脓细胞与杂菌。

3. 真菌与滴虫

在真菌和滴虫这一栏里,"＋"号说明你可能感染了滴虫或真菌。

经过化验的白带在显微镜下可以显示其是否有滴虫或真菌,只要有滴虫或真菌存在都用"＋"来表示。"＋"号只表示女性感染了滴虫或真菌,并不说明体内的滴虫或者霉菌的数量以及感染的严重程度。

为什么会出现外阴瘙痒

进入青春期后,阴道上皮增厚,并出现阴道皱襞,同时阴道内富含乳酸杆菌的内分泌物的分泌量也增多,自然防御机能明显增强。

出现外阴瘙痒与不讲究外阴部的卫生有关。不注重外阴卫生,导致了外阴阴道炎或前庭大腺炎症。少女在初潮后如果没有注意月经期的阴部卫生,经血和阴道分泌物没有得到及时清除,使其对外阴部分造成污染和刺激从而引起瘙痒,还有可能发展为炎症。

青春期后期患滴虫性外阴阴道炎的可能性明显增多,这是由于雌激素所引起的阴道呈酸性环境,这是滴虫感染的先决条件,因此幼女中少见的滴虫感染到了青春期后便明显增多了。感染滴虫的主要途径是公共浴池、浴盆、浴巾、便器、与患病亲属接触等。

此外,外阴瘙痒有可能是全身性疾病,如糖尿病、黄疸、白血病、贫血等都具有此症状。有时外阴瘙痒也可成为全身性疾患的第一症状,如患糖尿病的同时患有阴部真菌感染;股癣、疥疮等其他皮肤病也可能引起外阴瘙痒。这些疾病还有可能伴随着其他相应的临床表现,但是只要经过检查和诊断之后就能查清病因。

除此之外,外阴瘙痒的原因还有精神因素,例如将注意力过分集中于阴部,因其他人谈论外阴瘙痒或搔抓时引起条件反射等都可造成外阴瘙痒。

白带增多、外阴瘙痒怎么办

很多女性都会遇到这样的难言之隐,外阴瘙痒、白带增多,但是又不知道该怎么办?外阴瘙痒、白带增多一般需要考虑是否患有阴道炎,如真菌性阴道炎、滴虫性阴道炎、细菌性阴道炎,除此之外还要考虑是否患有宫颈炎等生殖系统疾病。假如因性生活而导致月经推迟,考虑是否有妊娠、月经不调的可能性。

外阴瘙痒、白带增多一定是患有某种妇科疾病的表现,其中最大的嫌疑就是阴道炎症。为了查清楚是否患有阴道炎,需要到正规医院进行检查。阴道炎最主要的症状就是外阴瘙痒、白带增多,特别是绝经妇女,由于卵巢功能的衰退或消失,使其体内性激素水平明显降低,同时阴道黏膜随之萎缩、变薄,常常出现阴道干涩现象,这会影响到夫妻性生活的质量,破坏夫妻感情。

除此之外,女性比较容易感染霉菌和滴虫,这两种症状的临床表现就是白带异常和外阴瘙痒。面对外阴瘙痒、白带增多的难言之隐,女性要及时到医院就诊。同时女性在日常生活中还要注意以下事项。

①选择棉质内裤,勤换洗内裤,不穿紧身的尼龙裤。
②每天用温水清洗外阴,但不能用热水,以免损伤皮肤。
③妇科炎症治疗期间,严禁性生活,以免交叉感染。
④外阴瘙痒时切忌搔抓。

阴虱怎么治

阴虱是一种寄生于人体毛发的寄生虫,长1~3毫米,没有翅膀。一般寄生于阴部,所以称为阴虱。

阴虱主要是通过性传播的，也有可能是通过被褥或是床单上带有阴虱的阴毛传播的。阴虱的症状主要是瘙痒，但是瘙痒的程度因人而异。阴虱之所以会让人感觉到瘙痒是因为阴虱用爪勾刺向皮肤打洞或穿洞，而只有它用嘴叮咬和向人体注入唾液才让人感到瘙痒，它这样做是为了更好地吸血。阴虱每天吸血数次，故瘙痒为阵发性的。

当女性患有阴虱时，应该到医院及时就诊，除此之外，女性要做好就诊前的工作。如，剃除阴毛，因为阴毛是阴虱寄生的地方，所以为了彻底治疗阴虱，在就诊前，女性要将阴毛剃掉，并焚烧干净，将阴虱赖以生存的环境消除。当阴毛被剃掉之后，阴虱就会转移阵地，内衣裤和被褥成为它们的藏身之处。此时女性可以在会阴部的皮肤上抹上一些白降汞软膏，这种药膏的味道能将阴虱驱除。除此之外，皮肤局部有感染可用抗生素软膏涂抹，同时还要将内衣被褥彻底地清洗、曝晒、消毒，谨防虫卵残留。

为什么会得盆腔炎

未婚女性与妇科病无关吗？其实不然，有很多未婚女性在不知不觉中患上了盆腔炎。为什么未婚女性也会得盆腔炎？处于性活跃期、月经期的妇女是盆腔炎的高发人群。一般情况下，未婚女性是不会患病的，但是这也不是绝对的。未婚女性患有盆腔炎，致病菌除了从性交、宫腔手术等入侵内生殖器外，还可通过其他方式入侵内生殖器，常见的情况有下列几种。

1. 不良生活习惯

经期盆浴是导致盆腔炎的最主要原因，月经期女性的抵抗力下降，假如将下身泡在水中，会使水中的致病菌经阴道上行进入内生殖器。此外经期游泳，更容易使水中病菌进入阴道，继而进入子宫、输卵管引起炎症。

2. 其他疾病的入侵

最常见的是阑尾炎。假如阑尾炎不及时就诊，就会出现化脓、炎性渗出等症状，这些渗出物有可能流入盆腔，引起输卵管炎。

患急性肠炎时，病菌可经淋巴管进入生殖器，从而引起生殖器炎症。

肺结核的病菌则经血流进入盆腔。

肠结核的病菌则直接侵犯生殖器，引起生殖器结核病。

3. 不洁的自慰

假如用带有淋球菌、支原体等性病病原体的脏东西按摩阴蒂或插入阴道，就有可能将病菌带入体内，招致炎症。

盆腔炎怎么治

外阴感染引起的炎症中，盆腔炎是最常见的妇科疾病之一。

外阴感染常见的方式有在不正规医院进行人工流产或是妇科检查所感染的；女性自身私处不卫生引起的；男性生殖器不干净，性交时交叉感染。有时候盆腔炎还会引起其他盆腔疾病，这增加了治疗难度。那么盆腔炎的治疗方法都有哪些呢？

1. 物理疗法

通过温热的良性刺激可促进盆腔局部血液循环，改善组织的营养状态,提高新陈代谢,利于炎症的吸收和消退。常用的物理疗法有短波、超短波、离子透入(可加入各种药物如青霉素、链霉素等)、蜡疗等。

2. 中药治疗

这是慢性盆腔炎治疗常用的方法之一,因为慢性盆腔炎多为湿热型,中医学上以清热利湿治疗。因此活血化瘀成为主要的方法。

3. 手术疗法

大部分不孕患者选用手术疗法,因为盆腔炎严重到致使输卵管堵塞时,手术治疗是最快速、最有效的治疗方法。

针对不同的症状有时还需要不同的方法结合治疗。患者在治疗时应该先咨询专业医师,选择最适合自己的治疗方法,这样才能快速有效地消除病灶。

滴虫性阴道炎有什么表征

根据医学定义,滴虫性阴道炎是由鞭毛原虫即阴道毛滴虫引起的性传播性疾病之一。滴虫性阴道炎的女性发病率为10%～25%。

滴虫性阴道炎常与其他性传播性疾病同时存在,如50%的淋病患者患有滴虫性阴道炎。阴道毛滴虫病菌还可以通过浴室、厕所马桶、内衣裤及各种卫生用具间接传染。

有20%～50%的患者无症状,这常称为带虫者。滴虫单独存在并不会导致炎症。在月经前后、妊娠期或产后等由于阴道pH值改变,继发细菌感染,引起炎症发作。

滴虫性阴道炎的临床症状为阴道分泌物异常增多,多为稀薄泡沫状,伴有腥臭味,严重时白带中混有血液,当混合有细菌感染时分泌物呈脓性。其中有10%的患者伴有外阴、阴道口瘙痒等症状。

在进行阴道检查时,会发现阴道黏膜、宫颈部明显充血,同时出现草莓状的出血点。阴道毛滴虫会吞噬精子,阻碍乳酸生成,致使大量脓性分泌物存在,严重影响精子在阴道内的存活,导致女性不孕。有的患者还伴有尿道感染,有尿频、尿急、尿痛、血尿及尿道口红肿等症状,严重时可见尿道口溢脓。

阴唇上为什么会出现一层白色薄膜

有时候,女性在观察自己的下体时会发现阴唇上常有一层白色薄膜。很多女性不知道这到底是怎么回事,这其实是白色念珠菌感染所致,在医学上称为念珠菌性阴道炎。

正常情况下健康的人体里本来就存有白色念珠菌,它与人体和平共处,不引起疾病。念珠菌性阴道炎只有在一定情况下才发生。

①肛门处是白色念珠菌的隐藏基地,假如日常生活中没有养成良好的卫生习惯,如排便时用卫生纸从肛门往尿道方向擦,会将肠道的白色念珠菌带到外阴,引起炎症。

②在衣着方面,穿紧身牛仔裤或不透气的尼龙裤会引起外阴温度和湿度升高,或者洗过的内裤挂在阴暗潮湿处均有可能诱发念珠菌性阴道炎的产生。

③长期使用抗生素,改变了阴道内微生物之间的互相制约关系,使阴道pH值低于4.5就容易使白色念珠菌得以繁殖,容

易引起感染。

④阴道内糖原增多,酸度增高,适合念珠菌繁殖,从而引起阴道炎症。

细菌性阴道炎需要治疗吗

细菌性阴道炎是一种常见的妇科疾病,女性在患有妇科疾病之后就要及时到医院治疗,以免病情加剧。细菌性阴道炎主要是由阴道的加特纳菌引起的一种阴道炎,可通过性关系传播。患有细菌性阴道炎的女性因为阴道中的加特纳菌、厌氧菌等增多,相应的乳酸杆菌减少,阴道内生态平衡系统被破坏,从而引起疾病。

女性患有细菌性阴道炎要及时治疗,否则会引起尿道炎、子宫内膜炎、输卵管炎、宫外孕、不育症和流产等。

细菌性阴道炎的初期症状是尿痛、尿道不适、尿道发痒、烧灼感或刺痛、尿道红肿、尿道分泌物稀薄等。

细菌性阴道炎对女性的危害有以下几种。

1. 易造成不孕

细菌性阴道炎改变了阴道里的酸碱平衡,影响到了精子的活动。此外,致病菌会吞噬精子,妨碍精子的成活,使精子数量减少,造成不孕。一旦炎症上行,感染到宫腔,造成输卵管炎、盆腔炎等,也会造成不孕。

2. 影响胎儿发育

在妊娠期间,细菌性阴道炎会危及胎儿,轻则引起胎动不安,重则导致早产、流产。

3. 诱发其他疾病

细菌性阴道炎可诱发生殖器感染、盆腔炎、肾周脓肿、性交痛等疾病。

4. 影响夫妻生活质量

细菌性阴道炎影响女性的性生活,患病的女性在患病期间进行性生活,会使疾病交差感染。因此女性一旦患上细菌性阴道炎一定要及时去医院接受治疗,以免造成无可挽回的后果。

老年性阴道炎有哪些表现

阴道炎是所有女性都有可能遇到的一种妇科疾病,下至幼女上至老年妇女。阴道炎也可能危及老年妇女的健康生活,这就是老年性阴道炎。老年性阴道炎又叫萎缩性阴道炎,是一种非特异性阴道炎。患者一般多为绝经期后的妇女,但是,双侧卵巢切除后或哺乳期妇女也可能会出现这样的病症。

老年性阴道炎有哪些症状呢?如何判断一个人是否患有老年性阴道炎呢?根据医学的界定,老年性阴道炎主要有以下症状。

①外阴有瘙痒或灼热感,妇科检查见阴道成老年性改变,即上皮萎缩,皱襞消失,上皮变平滑、较薄。

②阴道分泌物增多呈淡黄色,严重者可有血样脓性白带。

③阴道黏膜充血,并伴随有小出血点,也可能有表浅溃疡。当溃疡面与对侧粘连时,阴道检查需要将粘连分开,引起出血,严重的粘连严重可造成阴道闭锁,炎症分泌物引流不畅可形成阴道或宫腔积脓。

❈ 女性易发疾病

子宫肌瘤

子宫肌瘤也称子宫平滑肌瘤,它是女性生殖器最常见的一种良性肿瘤。子宫肌瘤一般无任何明显症状,只有极少数表现为阴道出血、腹部触及肿物以及压迫症状等。在发生蒂扭转或其他情况时有可能引起疼痛,以多发性子宫肌瘤常见。

子宫肌瘤有无症状及其轻重,主要取决于肌瘤生长部位、大小、数目以及并发症。有的子宫肌瘤形状小、生长缓慢,没有任何明显的症状,常被人忽略。但是随着B型超声检查的广泛应用,不少患者在常规体检时,经B型超声检查发现患有子宫肌瘤,但是患者本人没有感到任何不适的症状。大多数患者常是有症状才来就医。子宫肌瘤常见的症状有子宫出血、腹部肿块、阴道溢液、压迫症状等。

女性可以通过以下方法自检,检查自己是否患有子宫肌瘤。

①妇科检查中是否见子宫增大、质硬。
②妇科检查探测宫腔是否增长或变形。
③诊刮时宫腔内触是否有凸起面。
④通过B超及子宫镜协助检查、诊断。

女性要避免子宫肌瘤的发生,就要做好预防工作,定期进行妇科检查,以便早期发现,早期治疗。而患有子宫肌瘤者更要做好避孕工作。

此外,患者食用中药治疗子宫肌瘤时要定期作妇科检查和B型超声检查,了解子宫肌瘤的变化情况,当发现有明显症状,尤其是月经过多或腹痛治疗无效,或者子宫肌瘤迅速增大,或子宫肌瘤大于3个月妊娠子宫,或者子宫肌瘤伴有变性,或者子宫肌瘤位于子宫颈部或突出于阴道的患者应当立即进行手术治疗。

子宫内膜炎

子宫内膜炎是指细菌入侵子宫内膜而导致的炎症。子宫内膜炎形成的原因最常见的是产后感染及感染性流产两种类型,这也是最严重的类型。

以下几种情况可能导致子宫内膜炎。

①宫腔内安放避孕器、镭针,宫颈扩张搔刮或宫颈电烙术。

②子宫内膜息肉、黏膜下子宫肌瘤或子宫内膜癌等均可发生子宫内膜炎。

③大肠埃希菌、葡萄球菌等感染子宫。

按发病的急慢及病情轻重,子宫内膜炎可分为急性与慢性两种。

慢性子宫内膜炎的主要症状是:月经不规则或子宫出血、下腹痛或坠胀感、白带增多、发热等。另外,子宫增大、有触痛感、子宫旁周围组织增厚压痛也是慢性子宫内膜炎的表现。

急性子宫内膜炎的症状是:轻度发热、持续性下腹部坠胀疼痛、白带量明显增多(有时候呈脓性,伴有恶臭,或是血性)。此外,在妇科检查时发现宫颈口有脓性白带、宫颈剧烈疼痛、子宫体有轻度压痛。实验室检查见白细胞升高、中性粒细胞增多等。

要防止子宫内膜炎,女性首先要特别注意经期卫生,经期禁止性生活。此外,要到正规医院进行分娩及宫腔手术,防止手术操作时的直接污染。对有感染可能性的妇女应进行预防性的抗炎治疗。

第3讲
女性生理健康

很多女性对自己的生理状况并不了解,她们对于女性的身体结构,青春期、经期、性成熟期、孕期的身体发育状况和更年期生理特点以及如何应对经期的各种烦恼、呵护孕期的健康、如何防止衰老等知之不深甚至毫无了解。本讲就是要为女性解开生理健康方面存在的疑惑,帮助女性对自己的身体有一个清醒的认识,从而塑造健康的体魄。

女性经期健康

月经及其周期

月经即月经周期,是女性生理上的循环周期。每隔1个月左右,子宫内膜发生一次自主增厚,血管增生、腺体生长分泌以及子宫内膜脱落并伴随出血。这种周期性阴道排血或子宫出血现象,称为月经。

月经是由下丘脑、垂体和卵巢三者相互作用产生的。子宫内膜因为失去雌激素和孕激素的支持而剥落、出血,这就是月经形成的过程。此时,雌激素和孕激素的减少,又开始了下一个月经周期。

月经周期包括月经来潮、卵泡期、排卵期和黄体期。卵巢内卵泡发育成熟期的长短过程决定月经周期的长短。月经周期一般为28~30天,具体情况因人而异,有的是23~45天,甚至3个月或半年为1个周期。只要有规律,一般都属于正常月经,出血的时间一般为2~7天,每一次月经出血总量为30~50毫升。

月经期间女性的抵抗力较弱,因此女性在月经期内要做好防寒保暖工作,以免因为着凉而引起月经病。

经前不适(经前期紧张综合征)

经前期紧张综合征是指妇女在月经期前7~14天所出现的头痛、乳房胀痛、紧张、疲劳、四肢无力、精神压抑或易怒、烦躁、失眠、盆腔沉重感、腹痛、腹泻、钝性腰背痛、鼻塞、水肿等症状,但是在月经来临之后,这些症状会自然消失。经期综合征会使一些女性在生理上、精神上以及行为上有所改变,这就是我们平时所说的经前期紧张综合征。

女性在面对经前紧张综合征的困扰时,应该学会调节自己的状态,其中在饮食方面应该注意以下几点。

①在症状开始前3天要尽量少喝含咖啡的饮料,以减少和避免此综合征的发生。

②患有经前紧张综合征的女性,膳食中钙和磷比值常高于正常,这是引起该综合征的原因之一,因此应少进食含钙高的食物。

③在症状开始前3天要少用精制糖,因为精制糖会增加尿中镁的含量。当尿液排出体外之后,有可能造成人体缺镁,而使该症状加重。因此,应该多摄入富含镁的食物,如香蕉等。

④在症状开始前3天要限制盐的摄入量。盐可加速葡萄糖吸收,因而增加葡萄糖引起的胰岛素分泌,从而对该症状会有影响。

除此之外,女性还应及时补充维生素 B_6,维生素 B_6 可矫正细胞内镁含量低的状况。同时食用富含维生素 A、维生素 E 的食物。还要避免铅的摄入。

经期紊乱、闭经(月经失调)

女性来月经之后,有时候会出现月经失调的症状,这是一种常见的妇科疾病。月经失调又叫月经不调,其主要表现为月经周期或经期出血量的异常,或是月经前、经期时的腹痛及全身症状。

月经不调会引起经期紊乱甚至闭经等现象,同时月经失调的原因一般分为两种,即器质性病变和功能失常。其中血液病、高血压病、肝病、内分泌疾病、流产、宫外孕、葡萄胎、生殖道感染、肿瘤（如卵巢肿瘤、子宫肌瘤）等均可引起月经失调。

那么女性如何在日常生活中避免月经失调现象的产生呢？这就需要女性在月经初潮时，学习、了解一些必要的卫生常识，对月经来潮有一个正确的认识，消除恐惧及紧张心理。同时要知道如何做好经期及性生活卫生，防止经期、产期感染，积极预防和治疗可能引起经血滞留的疾病。

避免月经失调就要做好以下工作，以更好地呵护自己的身体，做一个健康的女人。

1. 保暖最重要

很多女性都容易手脚冰凉，因此在经期要做好保暖工作，忌寒凉生冷刺激，防止寒邪侵袭。

2. 注意休息、减少疲劳

保持充足的睡眠，加强营养，增强体质。

3. 控制好自己的情绪

保持愉悦的心情，避免强烈的精神刺激。

4. 经期要特别注意饮食营养的搭配

不要因为经期容易减肥而刻意节食，同时经前和经期忌食生冷、寒凉、辛辣的食物，以免寒凝、血瘀而痛经加重月经量多，或是热迫血行、出血更多等情况发生。

月经量过多

月经量过多是指女性连续几个月经周期中经血的出血量多，但是月经周期及出血时间皆规律，没有出现非经期出血、性交后出血或经血的突然增加等现象。这是排卵型功能失调性子宫出血中的一类。这种出血现象又分为月经量多与经间出血两类。

怎样判断月经量过多，医生认为正常的月经出血应为30～50毫升，超过80毫升就是月经量过多。就以女性使用卫生巾的量大概估计，一个女性在月经期平均每一天正常使用卫生巾的量为一天换四五次，每个周期不超过两包（每包10片计算）。假如一个女性在一个月经周期内使用3包卫生巾还不够，并且差不多每片卫生巾都是湿透的，这就是月经量过多。

一般气虚、血热、血瘀的女性容易出现月经量过多的情况，这些女性或是体质虚弱或是体内阳气过于旺盛或是性格抑郁导致月经量过多。因此，如何预防月经量过多，使女性免受月经量过多的困扰成为女性最关心的问题之一，下面给大家支几招。

①关注气候变化，适当增减衣被，不要着凉受冻，避免招致外邪，损伤血气。

②定时定量饮食，忌肥甘油腻、生冷寒凉、辛辣香燥的食物，以免损伤脾胃而导致生化不足，或聚湿生痰，或凉血、灼血引起月经不调。

③保持心情舒畅。

④劳逸结合。

⑤重视节制生育和节欲防病，避免过多生育和人流及经期、产后同房。

非经期出血

非月经期出血在医学上称之为阴道不规则出血。非经期少量出血就是子宫功能性出血,常由子宫内膜炎、子宫输卵管炎和阴道炎等引起。

假如非经期少量出血,就要先判断是不是排卵期出血。假如是排卵期出血一般没有什么大问题,只需要细心观察是否连续数月发生即可。一般而言,排卵期偶尔出血是一种正常现象。如果出血发生在排卵期后,同时并伴随有下腹部轻微疼痛,则应该及时就医,到医院进行妇科检查。因为非排卵期出血有可能是因为卵巢内分泌失调或者其他疾病引起。

女性在非经期出血时应该如何做,这就需要女性在日常生活中注意以下事项。

1. 规律生活

避免经期进行剧烈运动和尽量减少重体力劳动,保证充足的睡眠,经期禁止同房,不要久坐不动。

2. 加强体育锻炼

劳逸结合,根据自己的身体素质进行体育锻炼,提高抵抗力。

3. 科学饮食

经期饮食要营养均衡,保证身体所必需的营养成分都得到供给,多摄入富含蛋白质的食品。

4. 注意经期卫生

女性一定要注意经期、排卵期及非经期出血期间的个人卫生,选择淋浴,避免经期进行夫妻性生活,以免致病菌上行感染。此外,不论阴道出血的原因是什么,都应该及时就医,确保自己的健康。

什么是排卵期和安全期

女人要了解自己的月经周期就要知道月经期、排卵期和安全期。女人何时排卵,何时处于安全期,都是女性必知的常识。

女性的排卵期一般在下次月经来潮前的 14 天左右。传统的界定方法是将排卵日的前 5 天和后 4 天,连同排卵日加起来,共 10 天称为排卵期。排卵期卵子自卵巢排出后在输卵管内能生存 1~2 天,以等待受精,而精子在女子的生殖道内可维持 2~3 天的受精能力,因此在卵子排出的前后几天里进行性生活容易受孕。因此,排卵期又称为易受孕期或危险期。

女性在排卵期会有食欲下降、精力旺盛、性欲高涨、抵抗力下降等症状。有的女性还出现排卵期出血等症状,这是排卵期出现的规律的阴道出血,量一般不多,持续半天或几天,可伴有轻微腹痛或腰酸。

相对于危险期而言的就是安全期,一般以前 7 后 8 的方式计算,即月经的前 7 天和后 8 天是安全期。当然月经期间也是安全期,但是月经期女性的免疫力比较弱,比较容易受细菌感染,因此要禁止性生活。

安全期又分为排卵前安全期和排卵后安全期。排卵前安全期是指月经结束之后的那天到排卵期开始的前一天的这一段时间。排卵后安全期是指从排卵期结束后的第一天到下次月经来潮的前一天为排卵后安全期。排卵后安全期比排卵前安全期更安全。

怎样度过经期

女人在月经期总是提不起精神,甚至连平常最喜欢做的事情都没有心情去做。那么女性应该如何做才能轻松度过经期?

①控制自己的情绪,将每次月经来潮的日期都记录好。可以记在手机上,也可以记在日历上,这样可以观察自己的月经周期,同时帮助提前计划生理期,让你觉得它在你的控制中。假如月经不规律的话,可以在自己随身携带的书包或者在办公室放一些卫生巾以及护垫,以防万一。

②保持阴部的清洁、干爽。这需要女性在经期注意衣着,穿透气的棉质内裤,每天更换内裤和勤换卫生巾。卫生巾一般每3小时更换一次,以免细菌的滋生,影响女性生殖器健康。女性应根据自己的皮肤状况选择卫生巾,尽量避免有香气的卫生棉,选择柔软、吸水性强的品牌。

③调节饮食,经期中的女性免疫力较弱,更应该注意饮食。女性在经期应该均衡饮食,给身体补充充足的营养,这样才能避免营养缺失而给女性带来的痛苦。同时尽量避免吃那些咸甜的食品,每天至少要喝2升水。

④经期还需要进行一些温和的运动。洗一个舒服的温水澡是缓解痛经、腹胀和其他不适的有效方法。此外,升高房间的温度,美美地睡上一觉,也有助于摆脱生理期的不安。

⑤此外,经期有胃痉挛问题的女性还需要通过口服一些维生素和草药补充剂来缓解不适症状。

无月经怎么办

无月经是指女性身体发育不良,从无月经来潮。在医学上,18岁以后未来月经,就被称为原发性闭经。原发性闭经通常是由于性晚熟或者女性生殖器发育畸形所引起的。

女性常见的生殖器发育畸形包括子宫发育异常、阴道及处女膜发育异常、先天性卵巢缺失或发育不全、染色体异常、垂体性侏儒症等。

无月经除了会给女性带来一些妇科疾病之外,对女性最大的影响就是有可能导致不孕不育,让一个女人的一生不完美。

无月经一般有两种治疗方式,即中药治疗和西药治疗。

1. 中药治疗

主要是通过长时间服用中药进行调养,这是一个缓慢的过程,但是调理的效果很好。

2. 西药治疗

对先天性卵巢发育不良或卵巢功能受到抑制或破坏的患者,可以运用雌激素或雌、孕激素人工周期疗法进行治疗,但其具有副作用,可能导致类似月经的周期性撤药出血。而对于甲状腺功能低下或正常者,可用甲状腺素治疗,以刺激细胞代谢,调整卵巢功能。

怎样应对月经异常

月经异常会对女性的健康造成极大的损伤,同时还会影响女性的工作和生活。女性月经异常,没来月经,或是月经量多,或是月经量少,月经不调、内分泌失调,这些都是月经异常的表现。

有些女性因为月经异常而异常紧张,给自己造成了压力。这样不仅问题没有得到解决,反而有可能加重症状。因此,女性在面临月经异常时,应该保持积极健康的心态,采用正确的方式,谨遵医嘱,积极配合医生进行治疗。

月经异常可能会导致出血和贫血、经期紊乱和不孕,如何应对月经异常引起的这些症状是女性必须知道的常识。

①出血与贫血,这是由经期长及经量多造成的。除了最常采用的止血措施外,假如女性不知道怎么办,可以到医院咨询医生,同时可酌情选用激素或刮宫止血。

②经期紊乱的女性可以使用雌激素、孕激素单一或联合的周期治疗。或者是去咨询中医,采用中医治疗法。

③不孕,这是由于下丘脑—垂体—卵巢轴中的一个或多个环节功能失调引起无排卵而导致的。患者应该到医院就诊,让医生根据患者的情况为其选择相应的促排卵药物,以改善卵巢的功能或代替垂体及下丘脑的部分功能,从而诱发排卵或增进黄体功能,以达到受孕的目的。

月经困难症及应对方法

女性月经困难症主要分为两种类型,一是由于子宫或是卵巢疾病引起的,称之为器质性月经不调;二是因为生活习惯、身体素质和过分的心理压力造成的,称之为功能性月经不调。

应对女性月经困难症,我们可以通过以下方法解决。

1. 及时到医院检查

当女性在经期内经血量持续增多,或出现大量出血时,应立即到医院进行检查,防止疾病的发生。

2. 防止受寒

女性经期中最忌讳的就是受寒,因此经期一定要做好保暖工作,切勿让身体受寒,尤其在月经来潮的时候不要触碰冷水。

3. 生活有规律

切勿熬夜或是过度疲劳,保证充足的时间休息。此外,改掉不良的生活习惯,例如吸烟和酗酒。

4. 多吃含铁的食物

一般经血量大的女性,身体较为虚弱,容易出现贫血,因此这类女性一定要多补充铁质的食物,这样能够避免发生缺铁性贫血。

5. 保持心情平稳

切勿因受到刺激或是不良因素影响到心情,导致情绪起伏较大。

女性妊娠健康

怀孕征兆

育龄女性如何知道自己已经成功受孕,除了传统的运用验孕试纸测试和医院检测之外,在受孕成功的时候还有一些征兆来帮助育龄女性判断自己是否怀孕。

对于月经规则的妇女,怀孕比较容易判断。其主要有以下症状。

1. 停经

女性要养成记录每个月月经来潮时间的习惯,一般来说,如果月经过了一个星期,在经期前有过性生活的,就应该怀疑是否怀孕了,并及时到医院做人绒毛膜促性腺激素(HCG)检查以确定是否怀孕。怀孕超过1个月,医生大致能查出怀孕征象,同时也更容易确定怀孕的事实。

2. 体温升高

怀孕后由于黄体酮对体温中枢的影响,体温会继续维持在高水平而不降下来。

3. 早孕反应

有些孕妇在月经期刚过不久,一般是2周左右就开始发生胃口的改变。其症状是晨起后,有恶心、反酸、食欲不振、挑食等现象。甚至不想吃还要呕吐,有的孕妇则很想吃些酸味的东西。这些症状称为早孕反应,这种反应一般持续半个月至一个月,之后会自然消失。

4. 乳房变化

在怀孕初期,女性的乳房会增大一些,同时会变得坚实和沉重一些。同时乳房会有一种饱满和刺痛的感觉,乳头周围深黄色的乳晕上小颗粒显得特别突出。

5. 尿频

怀孕初期,许多孕妇有尿频的情形。在怀孕3个月后,子宫长大并超出骨盆,症状会自然消失。

最佳育龄和孕期

人体的性成熟年龄比骨骼系统要早几年。女性最迟在24~25岁完成骨钙化,假如女性在25岁前完成生育,就可能会影响到女性自身的发展。但是假如女性在35岁后生育,就会出现卵子老化的现象,增加了受孕的难度,同时影响胎儿的健康。女性年龄越大,卵巢受到各种射线和有害物质的影响就越严重,出现畸形胎儿的概率也就越高。因此,女性最佳的孕育年龄应该为25～30岁。

女性知道了最佳孕育年龄之后,还要知道何时受孕成功才是最好的。一般来说,最佳受孕的季节是每年的7～9月,因为这一时期不容易患感冒。而且假如这一时期受孕成功,在怀孕3个月后,正值秋末冬初,水果蔬菜较丰富,还有利于孕妇营养摄入。到次年4～6月分娩,便于调剂,有利于产妇顺利渡过产褥期和身体快速康复。此外,产妇乳汁营养丰富,利于婴儿的成长。这个季节里,衣着单薄,便于哺乳和给新生儿洗澡、晒太阳。婴儿6个月后,需要添加食品时,又能避开肠道传染病的流行高峰。

孕育新生命是一个过程。科学、合理的孕育新生命,能保证胎儿的健康发育。在最佳年龄的最佳时期孕育新生命,能够帮助育龄女性避开很多不必要的麻烦。

高龄产妇及其面临的危险

现如今,女性同男性一样驰骋职场,为了事业选择晚婚晚育,甚至一些女性将生育的时间不断向后推迟,最后成为了高龄产妇。

高龄产妇,是指女性在35岁之后才第一次妊娠的产妇。高龄产妇所孕育的胎儿在子宫内发育迟缓,同时早产的可能性较大。

高龄产妇生产都面临哪些危险呢?

1. 卵子老化

由于分娩的时间较晚,使得女性的卵巢受到各种辐射和有害物质的影响比较严重,导致卵巢的功能退化,卵子受环境和污染的影响较多,容易发生卵子染色体老化,增加了畸形胎儿的发生率。

2. 难产

女性年龄偏大,产道和会阴、骨盆的关节会变硬,难以扩张,使子宫的收缩力和阴道的伸张力变差,以至于分娩时间延长,容易发生难产。

3. 引发多种并发症

高龄产妇容易引起妊娠高血压综合征和妊娠糖尿病等合并症,也比较容易患妊娠中毒症。同时妊娠期间发生流产、宫外孕、葡萄胎等意外情况的可能性也大大增加了。此外还极易造成胎儿滞留宫内引起胎儿窘迫症。轻者影响胎儿心脑缺血缺氧,甚至导致不可逆性脑损伤,重者窒息致命。

4. 诱发癌症

根据流行病学调查资料表明,35岁以上初次生育的女性,发生乳腺癌的可能性要比30岁以前首次生育的女性大得多。首次生育年龄越大,乳腺癌的发生率就越高。

5. 引起胎儿宫内发育迟缓和早产

高龄产妇首次生育,容易造成早产儿或足月新生儿的体重低于同孕周龄的正常儿,其中不明原因的死胎的可能性也增加了,先天性畸形率也相对增加。因此高龄产妇怀孕要特别注意产前监测和检查。

怀孕后必要的检查

孕妇从怀孕满 3 个月到分娩期间都要到医院进行检查。孕周一般用周(W)作为简称,孕周的计算方法是从末次月经的第 1 天算起,7 天为 1 周。整个孕期分为孕早期(12 周以内)、孕中期(13～27 周)和孕晚期(28 周以后)3 个阶段。

1. 孕早期

是指孕妇孕周在 12 周以内。在产检时医生确定有胎心后,要求准妈妈做抽血化验检查。

2. 孕中期

指孕妇孕周达到 13 周后。孕妇需要每 4 周检查一次。在怀孕的 16～18 周、32 周会进行血常规检查。孕中期孕妇需要进行的检查项目有血常规、尿常规、乙、丙型肝炎、艾滋病、风疹病毒、巨细胞病毒、弓形体感染、B 超等。

3. 孕晚期

怀孕 28 周以后孕妇需要每 2 周到医院例行检查一次,36 周时需要每 1 周检查 1 次。孕晚期的检查重点是常规检查与胎心监护。在怀孕 34 周时,孕妇需要到医院测胎儿生物物理相评分与脐动脉血流。

孕育生命是一个漫长的过程,需要孕妇按照医生的嘱咐进行各项检查,确保胎儿的健康,这也是对胎儿的负责。

孕期母体的生理状况和变化

孕妇在怀孕的过程中,生理、心理及身体构造都要发生极大的变化。孕期母体的生理变化都有哪些呢?在这里,我们将向女性介绍孕期的母体生理情况，让女性更好地了解孕期知识。

1. 胃肠道的变化

很多孕妇在晨起之后，尤其是在刷牙时，会发生呕吐直到12周左右会减轻很多。有的孕妇会出现腹胀及便秘，还有的孕妇会出现胃上部灼热感及压迫症状，这种症状一般出现于怀孕28～32周。

2. 生殖器官的变化

这是女性怀孕期间最常见的生理变化，其主要包括女性内、外生殖器官的变化，即子宫颈、子宫、卵巢及其附近血液循环、阴道、乳房的变化。其症状是子宫日渐扩大，子宫颈变软，阴道及外生殖器受激素的刺激，颜色变红甚至变紫，阴道壁因血管增加而变得肥厚松弛，这些变化都是利于胎儿的娩出，但是给孕妇带来了身体上的不适。

3. 心血管系统的变化

孕期由于胎儿的循环及身体各重要器官的代谢增加，因此母体的循环血量必然增加，心脏的搏出量增加，心搏速度也会增加，平均每分钟可以达到85次左右。

4. 肾脏、泌尿系统的变化

孕妇在怀孕初期和末期容易出现尿频，而有的孕妇在产前常规的尿液检查中会产生轻度尿糖反应。

5. 其他器官系统的变化

主要表现为小腿抽筋酸痛，出现明显的妊娠纹以及下肢、足踝部位的水肿，还有可能引起腰酸背痛、手指关节酸麻。

孕期异常出血怎么办

孕妇出现阴道出血的症状常见于怀孕早期。出现这样的状况,孕妇应该及时到医院就诊。根据统计数据显示,在怀孕前半期发生阴道出血后,大概会有50％的患者能成功地继续怀孕,而30％的患者则会流产,10％的患者是宫外孕,还有极少数患者则可能是葡萄胎、子宫颈病灶等问题。因此,在孕期出现阴道出血的异常现象,要及时到医院治疗,以免延误病情。

子宫、阴道在孕初期出血的原因主要有以下3种。

1. 宫外孕

输卵管是宫外孕的常发地,宫外孕患者会引起内出血及腹痛,诊断一个人是否患有宫外孕的方法是使用超声波检查、血中绒毛膜促性腺激素的量检定。其治疗方法是以保守性与根除性治疗的手术方式为主,药物治疗为辅。

2. 流产前兆

孕期的前3个月是危险期,孕妇流产的症状是阴道出血、腹痛,其原因有可能是黄体酮缺乏或胚胎缺陷造成的。女性忙于工作、精神压力大,导致流产的可能性也增大。当诊断确定后,必须根据诊断做适当处置,避免对母体造成伤害。

3. 滋养叶细胞疾病

其主要分为水囊状胎块、侵入性胎块、绒毛膜癌。水囊状胎块就是俗称的葡萄胎,其症状主要表现为子宫比正常的周数大、呕吐和阴道出血。在病因确诊后,必须进行病理确定诊断,同时患者要避孕并定期做各项检查,2年后回诊确定无恶性变化才可再次怀孕。

谨防妊娠中毒症

孕妇患有妊娠中毒症时会出现蛋白尿,有时候甚至会出现严重的全身水肿,使得孕妇一周之内体重增加 500 克以上,同时血压上升。

孕妇怎样做才能预防妊娠中毒症呢?

①孕妇应当具备妊娠、分娩和产褥的一般常识,以消除对妊娠和分娩的顾虑,保持愉悦的心情,思想放松,注意保持营养的均衡,保证足够的休息和睡眠时间。

②做好产前检查,在妊娠早期需要进行血压、尿蛋白和体重的检测。在妊娠 5 个月时开始定期进行产检,关注血压、水肿及体重改变,同时要检查尿蛋白,以便早期发现妊娠中毒症并早期治疗,防止病情发展。

③及时纠正孕期的异常情况。孕期贫血,应及时采取补铁等治疗;孕期下肢出现水肿,则要增加卧床休息时间,血压偏高时要按时服药。

④注意既往病史:初产妇、双胎、羊水过多、高血压病、慢性肾炎或糖尿病患者,容易并发妊娠中毒症,应注意。

孕期的日常饮食

孕妇孕期的健康饮食对胎儿的健康发育非常重要,因此孕妇需要注意孕期的日常饮食,为胎儿生长发育提供充足的营养。

①每 4 小时吃一小餐,假如孕妇在孕期感觉恶心、厌食、胃灼热或者消化不良等症状,一天吃五六顿饭,则会使你的身体好

受一些。千万不要漏掉其中的任何一餐,即使自己不饿,正在发育的宝宝也需要你有规律地进食来为其提供营养。

②精心搭配饮食,大部分孕妇都需要更多地摄入蛋白质、维生素和矿物质以及热量。

③孕期不要节食,孕期孕妇的体重会增加这是正常现象,孕期节食会对胎儿的发育造成危害,只要孕妇体重增长在合适的范围内,就不要过分担心自己的身材。

④使用孕期维生素、矿物质补充剂,这保证了孕妇所需的营养元素。同时要确保维生素补充剂里含有 600~800 微克的叶酸。在怀孕的中后期,则要补充铁或钙等补充剂,以确保这些重要矿物质的摄入量。

⑤可以偶尔吃点甜食,孕妇孕期可以偶尔吃一些零食,例如香蕉汁、水果脱脂雪糕或什锦杂果。偶尔吃点饼干或蛋糕不会给胎儿造成伤害。

⑥不要吃生鱼寿司、生牡蛎等食品,远离海鲜产品,不吃未经高温消毒的牛奶或软奶酪、肉酱以及生的或半熟的肉类和家禽。

孕期户外活动须知

孕妇在孕期进行一些户外活动对孕妇的身体非常有利,因为孕妇进行户外活动可以减轻怀孕初期"害喜"的不适症状,同时阳光、新鲜的空气以及适度的体力活动有利于孕妇与胎儿的健康。孕妇进行户外运动能够增进体力,增强耐力,假如在运动中对生产时要使用的肌肉进行训练,则会使得生产过程更顺利。

孕妇进行户外运动有益,但是孕妇在户外运动时要注意以下几点。

①不要在高温和潮湿的环境中进行过度锻炼。

②不能在劳累的时候进行运动。

③运动的强度要控制好,不应让孕妇的心跳超过每分钟140次。

④锻炼前和锻炼后要及时补充水分。

此外,孕妇在妊娠过程正常的情况下保持平时的运动习惯,将有助于分娩。平时不锻炼的孕妇,不必为了妊娠重新开始锻炼。这类孕妇可以通过做一些轻松的家务劳动来运动,以不感到疲劳为限。

孕妇还应该保证充足的睡眠和休息,每天中午必须卧床左侧位休息1小时左右。假如孕妇妊娠过程发生异常状况,则应根据医生的嘱咐,需要适当限制活动,甚至卧床休息,孕妇还要消除妊娠后期不活动会造成分娩困难的想法。

孕期身体清洁

孕妇孕期的清洁工作非常重要,如何在孕期做好身体清洁是孕妇必知的常识之一。

①洗浴产品的使用。孕妇在孕期应该选择无刺激、含有天然保湿成分的沐浴用品来清洗身体,同时加上适度的按摩动作,能使孕妇全身肌肤保有弹性。同时孕妇在清洁身体之后,在肌肤尚湿润的时候,在全身涂抹薄层的保湿乳液,可让全身肌肤光滑柔嫩。

②注意小地方及皱褶处的清洁,这些地方容易藏污纳垢,需要加强清洁。这些部位包括耳朵、耳背、指甲、脚趾、腋窝、肚脐、外阴部及肛门周围。

③肚脐的清洁。孕妇平时洗澡时可用棉花棒沾点婴儿油或乳液来清理肚脐的污垢,使污垢软化后再轻柔洗净;假如无法一次清除干净,也不必过于勉强,以免伤害肚脐周围的皮肤,造成破皮出血,引起感染,对孕妇和胎儿造成严重伤害。

④外阴部的清洁。孕妇特别容易感染湿疹造成阴部瘙痒,因此孕妇在清洁外阴之后,先别急着穿上内裤,可罩上宽松的长衫或裙子,等阴部风干之后再穿上内裤,这样能够有效地预防阴部瘙痒。

职业女性孕期须知

现如今,很多职业女性因为在孕期没有特别留意身体状况而造成孕期发生各种意外状况,因此职业女性必须知道孕期应该如何保证自己平安度过孕期。

1. 注意营养的摄入

职业女性孕妇和所有的孕妇一样,在孕期都要保持营养的均衡,保证每天摄入足量的蛋白质和热量,同时保证钙、铁、锌及多种维生素的供给充足。

2. 避免接触有毒有害的作业环境

有些工作环境会影响到受精卵发育,尤其是妊娠3～8周,这是胎儿主要器官的形成期,也是致畸敏感期。因此孕妇应该尽量避免进入辐射环境及其他有害环境。

3. 孕期避免加班加点，保证充足的睡眠

随着妊娠月份的增加，母体的负担将日益加大，为保护母体和胎儿的健康，不宜在工作时间之外延长工作，同时在工作期间也应适当安排作息。

4. 定期进行产前检查

除常规检查外，孕妇还要进行胸部透视、肝肾功能检查及母血胎甲球蛋白（AFP）的测定等，以便于准确的产前诊断。

5. 产前至少休息两周

这是分娩的准备阶段，此时胎儿发育迅速，母体负担最重，孕妇在产前休息两周非常有必要，这有利于胎儿的健康发育及孕妇在产后的乳汁正常分泌。

产期临近的征兆

孕妇在接近预产期时，由于受到胎盘所分泌的荷尔蒙影响，身体便开始进入分娩的准备状态。这时候孕妇的产道变得柔软并张开，同时子宫肌肉开始收缩，使胎儿往产道的方向下降，骨盆骨头和骨头的结合部分也变松了，这样有利于胎儿通过，为分娩准备状态。当这种状态完全准备就绪时，就是产期的临近。

这些生理上的变化，孕妇本身在产前也有所察觉。孕妇产期临近的主要征兆如下。

1. 尿意

这是因为胎儿在下降，胎儿的头部压迫到膀胱。因此，即使孕妇的膀胱内未积存尿液，也会有尿意。

2. 大腿骨有张开之感

孕妇因受到胎儿头部的压迫,使得大腿骨和身体的接合处会有张开之感,同时伴有疼痛感。

3. 肚子收缩

因为子宫的肌肉收缩,导致肚子也会不规则地频频张合(前驱阵痛)。

4. 胎动减少

胎儿的动作变得迟缓,当胎儿的头部进入骨盆腔之内,其活动受到限制,因此胎动也就减少了。

分娩时常见的异常现象

很多产妇都能顺利地进行分娩,但是有的产妇则会在分娩时出现一些异常状况,分娩时常见的异常状况如下。

1. 产力异常

这主要表现为子宫收缩力异常。这可能是产妇临产时精神过度紧张、内分泌失调造成的,或者是因为胎儿头盆不正,胎位异常造成的,也可能是因为产妇自身子宫壁过度伸展,或者是子宫发育不良造成的,甚至产妇感染过子宫疾病都有可能造成宫缩无力。

2. 产道异常

孕妇出现产道异常时,一定要听从医生的安排,如果有可能试产,一定要在严密观察下试产。如果需要手术,一定要尽快与家人商议、决定,以免延误时机。

3. 胎位异常和胎儿发育异常

常见的异常胎位有:高直位、持续性枕后位、枕横位、面先露等,胎先露异常有臀先露、肩先露、复合先露。胎儿异常则多表现为胎儿过大或胎儿畸形。

女性产后易发疾病预防

产妇产后会遇到一些疾病的侵扰,那么产妇如何做好产后疾病的预防工作呢?这就需要产妇知道产后会感染哪些疾病以及如何防治这些疾病。女性产后常感染的疾病如下。

1. 生殖器官感染

其主要是由于女性产后身体虚弱,分娩后子宫内膜创面还未再生修复,细菌乘虚而入。因此孕妇应该加强产前产后的营养,保证充足的睡眠以增强抵抗力。在产后刚结束禁止同房。

2. 乳腺炎

这是因为乳汁排出不畅,淤积乳房内造成的。因此产妇在每次喂奶前后,都要用温开水洗净乳头、乳晕以保持干爽、干净。要及时清洗乳头的汗渍或脏东西。同时喂奶的时间要有规律,喂奶的姿势采用坐式或半坐式,侧卧有利于排空乳汁,同时不要让婴儿含乳头睡觉,这样能避免乳腺炎。

3. 子宫脱垂

这是因为子宫韧带和盆底肌肉在分娩后变松弛,子宫位置发生变化,使子宫沿阴道方向往下移动造成的。因此,产妇在产后可充分休息,不可长久站立,做下蹲动作,提重物,同时要勤换卧床体位。纠正便秘、慢性咳嗽等使腹压变大的情况。俯卧、胸膝卧位可帮助子宫保持前倾位。

4. 尿道炎

这是由于女性的生理结构因素影响的。因此产妇应在产后4～6小时内排尿。及早下床活动有助于膀胱肌肉功能恢复。当排尿困难时,可选择热敷下腹膀胱部位,听流水声音。

5. 肛裂

这是因为产后所进食品大多精细,缺少纤维素,或产后不运动造成的。因此女性在产后应该吃大量蔬菜和水果,多喝鱼汤、猪蹄汤,不吃辛辣食品。便后温水洗肛门。

人工流产手术前后的注意事项

当女性由于意外怀孕而要终止妊娠时,就要进行人工流产手术。人工流产手术对女性的伤害非常大,它只能作为避孕失败的一种补救手术。女性决定接受人工流产手术时应该了解术前和术后的注意事项。

1. 人工流产术前注意事项

①人工流产术前要接受妇科检查,确诊为宫内孕者,同时没有其他妇科炎症的感染,才能进行手术。

②有既往疾病的女性,在人流前要告诉医生,以便医生判断其是否适合人工流产。

③患有妇科炎症的女性,必须先进行抗炎治疗,方可开展人工流产手术,以免手术过程中造成感染上行。

④手术前避免性生活,同时积极治疗阴道炎症和感冒等。

⑤手术前最好洗澡、更衣。

⑥手术前6小时禁饮食、饮水。

2. 人工流产术后注意事项

①避免性生活,保持外阴清洁。

②观察术后出血情况,术后阴道流血超过1周以上,同时伴有下腹痛、发热、白带混浊有臭味等异常表现,应立即到医院复查诊治。

③术后坚持做好避孕。术后卵巢和子宫功能逐渐恢复,卵巢定期排卵,应做好避孕以免再次意外怀孕。

④术后注意休息,根据病人的体质增加营养。

第4讲
女性心理健康

判断一个人是否健康，不仅要看其身体健康程度，还要看其心理健康状况。女性青春期、青年期、中年期、老年期的心理特点各有不同，这些年龄阶段会出现哪些心理问题以及如何调适，很多女性并不清楚。其实维护、保持女性的心理健康很简单，本讲将一一为你揭晓如何应对各个年龄阶段的心理问题，为你的心理健康保驾护航。

女性心理健康及现状

女性心理健康标准

女性心理健康是指女性心理活动和心理特征相互协调，处于稳定的状态。女性心理健康的衡量标准是什么？根据心理学的分析归类，女性心理健康有以下10个标准。

①正确了解自己。

②保持人格的完整与和谐。

③有切合实际的生活目标。

④对环境能充分适应。

⑤能与现实环境保持接触。

⑥保持良好的人际关系。

⑦文明发泄不良情绪。

⑧有从经验中学习的能力。

⑨遵守社会规范，基本需求适当。

⑩维护集体，发挥个性。

女性心理的特殊性

人们常说"女人心，海底针"，女人的心思细腻，这使得女人就像一个永远解不开的谜。那么，女人心理都有哪些特点呢？

①一生有两次"青春期"，即青春期和40多岁时要经历的第二次"青春期"——更年期。这时候女性除了身体上出现月经不调和夜间盗汗的生理反应外，还易怒。

②擅长读别人心思。她们能从他人的相貌、语气、面部表情和肢体语言中判断对方的性格,理解对方的意思。

③情绪受经期影响。因为激素水平在女性体内不断变化,使她们喜怒无常。

④女性比男性更敏感,这使得她们因为不知道如何缓解压力而容易感到疼痛和焦虑,因此容易抑郁。

⑤岁数越大越爱冒险。年纪越大的女性对冒险越来越有兴趣,这表现为老年女性对生活充满新的渴望,富有冒险精神。

⑥大脑受怀孕影响。怀孕不仅能稳定女性情绪,还有助于睡眠。

⑦易失去"性"趣。女性的性欲比男性更易受影响。心情、怀孕、照顾孩子、绝经等因素都很容易影响其性欲。

⑧不喜欢用拳头解决问题,女性更倾向于以"化敌为友"的方式处理问题。

⑨不能容忍沉默。女性善于觉察人际关系中的"微妙变化"。她们最不能容忍对方冷战式的沉默。

常见女性心理异常

女性健康的重要指标之一就是心理健康。很多时候女性会产生一些异常的心理状态,但这不是一种病态。常见的女性心理异常主要有以下几种。

1. 焦虑反应

这是女性为了适应某种特定环境而做出的一种反应方式。在女性登台演讲、参加重要考试等活动之前,一般都会出现心跳加快、坐立不安的紧张焦虑之感。

2. 类似歇斯底里的现象

这种现象常发生于夫妻吵架时,有的女性会大失常态,声泪俱下,通过破坏性的行为发泄自己的情绪,例如摔东西。

3. 强迫现象

一般脑力劳动者尤其是做事认真的人易出现这种现象。

4. 疑病现象

当女性身体偶有不适,就会根据症状对号入座,怀疑自己得了什么严重的疾病。

5. 幻觉

正常人在迫切期待的情况下,可听到敲门声、说话声。

6. 自言自语

有些人专注于某件事时,常会自言自语。

以上这些现象都属于正常现象,在事态平息之后都会恢复常态。

心理健康的保持和维护

女性的心理健康影响到女性的智力和情感,同时还关系到女性的人际关系。因此,维护女性健康尤为重要。

维护女性健康,首先女性要善于管理自己的情绪。这表现为女性做一件事时要尽最大的努力,但是又不苛求完美,不要期望过高,要留下一定的心理空间;学会乐观面对生活的艰辛和不公;拥有积极乐观的心态,学会安慰自己;学会调节自己的消极情绪,并且尽快找到排解方式,学会在失意时转移注意力,以缓解消极情绪。

其次,女性也可以在人际交往中调节自己的心理状态,保持心理健康。这就需要女性心胸开阔,不搬弄是非、挑拨离间;主动帮助别人,礼尚往来;处理好与异性朋友之间的关系。

最后,女性在性格塑造时应该培养积极乐观的情绪;培养幽默感,兴趣广泛,乐于交际,能与人和谐相处。

女性婚后心理健康及调适

婚姻焦虑与调适

1. 婚姻焦虑的主要表现

女性在结婚前有婚前恐惧症,而婚后则有婚姻焦虑症,这是女性面临婚姻的常见反应,其根本原因在于焦虑情绪无处释放。

婚前婚后角色、生活方式的转变,使得一部分女性无法把握自己的婚姻,因而感到莫名其妙的忧虑,其主要表现如下。

①对自由的忧虑。男女之间的恋爱是自由的,婚姻是受约束的,结婚后两人的关系发生了质的变化,女性由于害怕无法适应变化,无法承受考验而出现焦虑症状。

②对生活方式改变的忧虑。结婚之后,不管心情多么不好,还是必须上班、挣钱养家,回家后还得做家务、教育孩子。

③对角色变化的忧虑。结婚后,成为人妻,两个家庭的结合,两种不同生活方式的碰撞,使得有些女性一时半会适应不过来。

④对责任的忧虑。女性结婚后要承担的责任和义务增多了,有的人由于不愿意承受过多的责任而感到忧虑。由于种种

原因,使得人们对婚姻产生焦虑。因此女性要想办法克服、调适婚姻焦虑,才能让婚姻更美满。

2. 克服婚姻焦虑的方法

①如果条件允许,可以参加婚前培训班,全面地了解婚姻的本质,掌握一些婚姻的技巧,帮助自己克服婚姻焦虑症。

②树立正确的婚姻观,认真、努力地经营婚姻。

③婚姻需要双方的共同努力,珍惜彼此。

婚姻生活中的常见心理问题和调适

美满的婚姻生活让人羡慕,但是也有非常棘手的时候。婚姻生活中会遇到一些问题,让人感到无法适应,因此要学会调适,以保证婚姻的幸福美满。

1. 猜疑

相互猜疑只会让婚姻走向破裂,夫妻应该多交流、交心以巩固、稳定夫妻感情。

2. 揭短

夫妻间互相揭短是最伤感情的。要想长久地经营婚姻,就必须记住:勿互揭伤疤。

3. 说谎

这是常见的心理问题之一,夫妻间以信任为基础,失去信任会让婚姻生活出现裂痕。因此,要调适好婚姻生活,就必须相互信任。

4. 任性

有的女性在婚姻中无法实现角色的转换,容易任性。因此,女性要克制自己的脾气,注意相互调适和适应。

婚姻生活并不是一帆风顺的，总有些磕磕绊绊，最主要的是学会如何调适，处理好婚姻生活中的问题，实现婚姻关系的和谐。这就要求女性在婚姻生活中及时和丈夫沟通，在沟通的过程中要雪中送炭，不要釜底抽薪；要学会体贴丈夫，遇到困难、病痛相互关心，做患难夫妻；最重要的是夫妻感情要专一，问题出现后要"对症下药"，而不是推卸责任，相互埋怨。

性生活中的常见心理问题和调适

婚姻生活中不可避免的就是性生活，这是夫妻生活的一部分，性生活的快乐与否影响着夫妻关系的融洽。女性常见的性生活心理问题有哪些，在遇到问题时应该如何调适？这些都是婚姻中的女人必知的常识。

1. 担心自己生育之后丈夫不喜欢自己

有些妻子在生产以后，担心丈夫对自己失去"兴趣"，这是一种常见的心理状态，但是这个过程很短，一般也就是几周的时间。

出现这种心理问题，调适的最佳方法就是相互沟通，妻子不应只顾照顾婴儿，而忽视了对丈夫的关心和两人之间的温存。

2. 担心自己的性生活场面被孩子看到

避免这种担心最好的方式就是避免让孩子看到，因为这可能会引起孩子性意识的觉醒，与小伙伴模仿大人做游戏。假如孩子无意中发现了，就要小心向孩子解释，告诉他这是所有人表达爱的一种方式。不要煞有介事地告诉他只有大人才能做这种事，那样会挑起他的好奇心。

3. 性生活过程中无法得到满足,有失落感,对自己的性能力产生怀疑

女性要处理好这个问题,就要积极和丈夫交流,可以亲口告诉他应该怎样做,同时引导其触摸你渴望得到爱抚的敏感部位,通过互动,促进性生活的和谐。

4. 对夫妻性生活的频率产生担忧

其实女性大可不必担忧,因为性生活的频率因人而异。每对夫妇都会经历一段无性的生活,这是间歇性的,时发时停,忽冷忽热,多半是由于外部因素的干扰导致的。

婆媳关系的心理误区和调适

女性步入婚姻生活后,就必然要处理婆媳关系,这是我国社会人际关系中较为难处的一种。要想处理好婆媳关系,就必须了解婆媳双方的心理需要。只有双方心理需要得到满足才能形成良好的婆媳关系。

在婆媳关系中,常常会出现以下问题。

1. 忽视对婆婆的尊重

每一个人都有被尊重、被接纳的需要,婆婆也是如此。而且这种心理需求在面对儿媳时更加强烈。新儿媳在婆婆面前不会说话,当面数落丈夫的缺点,忽略婆婆的意见,会让婆婆断定儿媳是一个不明事理的人。

2. 对婆婆的行为方式不理解

婆婆的另一个心理需要就是理解。很多儿媳因为不满婆婆在经济上的分配,而对婆婆产生不满,进而发表言论,参与到婆

婆家族的"内政"之中。

其实,要协调好婆媳关系,就要抓住尊重、理解、适应、习惯和协调这五个重要因素,并在日常生活中努力做到这五点,相信在未来婆婆与你之间一定会达到"视媳为女"的效果。

家庭教育中的常见心理误区与调适

女性在婚后会面临家庭教育问题,常为家庭教育感到苦恼,不知道如何是好。女性在家庭教育中常遇到哪些心理问题,如何调适是其解决问题的关键。

1. 对孩子的期望过高

很多父母忽略孩子的实际情况,不考虑孩子的具体特点和主观意愿,给孩子制定不切合实际的奋斗目标,对孩子的职业选择过于功利化。

调适方法:家长要树立正确的育儿观,坚持实事求是,从实际出发,为孩子确立合适的奋斗目标,同时建立目标激励机制和科学合理的调节目标,以便孩子更好地实现目标。

2. 片面评价,只要发现缺点,立即全盘否定

调适方法:建立多样化的评价标准,全面客观地评价孩子,尊重孩子的人格,切忌门缝里看人,评价要以促进孩子向上发展为目的。

3. 缺乏耐心,对孩子的教育缺乏耐心,教育方式粗暴

调适方法:培养耐心,孩子需要精心培育,讲究教育的方式,控制自己的情绪,尊重孩子的意见,同时讲究适度的民主。

中年女性的常见心理问题和调适

现如今中年女性面临着生活压力、家庭负担过重,"上有老,下有小"使得她们的心理状态长期不稳定,导致心理问题的出现。中年女性常见的心理问题如下。

1. 职业定位与家庭定位的矛盾

女性在工作中需要具有敬业、进取和开拓精神;而在家庭生活中则需要温柔、贤惠,由于角色的反差,对她们心理造成很大影响。

2. 社会生活与家庭生活的矛盾

中年女性在传统家庭生活中承担着沉重的责任,使得她们在社会上与男性竞争时,不得不背上沉重的包袱,从而加大了自身压力。

3. 过高期望与期望难以实现之间的矛盾

现如今有很多事业心较强的中年女性,她们对自己的期望值很大。但是由于社会性别的差异,使得她们的期望难以实现,从而产生心理障碍。

中年女性产生心理问题就要正确面对,及时采取自我调节的措施。这主要包括以下几点。

①敞开内心大门,学会排解内心压抑。

②培养自己的信心。

③放松自己,以达到调节情绪的目的。

④以理智战胜情感。

⑤勤于进取,不断学习,更新知识。

⑥多参加娱乐活动,劳逸结合。

⑦培养幽默感,消除身心痛苦,保持心理健康。

老年女性的常见心理问题和调适

人一旦进入老年,其心理会发生很大的变化,经常会出现一些消极悲观的心理,严重危害其身心健康。以下是老年女性常见的心理问题和调适方法。

1. 怀旧回归感

人老了之后,有时候会变得多愁善感,留恋过去,表现出不同程度的怀旧情结。

心理调适方法:子女或亲友应该帮助老人多回忆一些快乐的往事,感受生活的美好,消除其内心悲伤、凄凉的感受。

2. 累赘包袱感

女性步入老年时性格会变得敏感、多疑,同时思想也会变得极端,甚至愚昧,感觉到自己是家庭、子女的累赘、包袱。因此产生悲观失望的想法,甚至出现轻生念头。

心理调适方法:子女应该鼓励老年人多出去活动,多参加集体文娱活动,假如有条件可以进行第二次创业,开创人生的第二个春天。

3. 冷落遗弃感

步入老年,有的女性在退休后无法适应清闲的生活,因而心里产生被冷落、被遗弃的感觉。久而久之,就会变得悲观、抑郁,甚至会引起严重的心理疾病。

心理调适方法:子女应该多与老年人沟通,同时要鼓励他们做一些力所能及的事。让其感受到自己仍被社会所需要，仍然能对别人有帮助，这样自然就消除了她们消极、自弃的情绪。

老年女性容易产生悲观、凄凉的心理状态，这需要老年女性自己调节，除此之外，还需要子女们帮助其保持心理平衡，保持身心健康。必要时要及时进行心理咨询，寻求心理医生的帮助。

第5讲
女性性健康

女性的含蓄使得其对性总是难以启齿,但是性却是女性不得不面对的一个问题,而性健康更是女性身心健康的一个重要方面。如何正确看待性和享受性爱,如何在性行为中保护自己和爱人的健康,这些都是女性必须要知道的问题。本讲将为女性解开性的神秘面纱,让女性更加客观、科学、合理地了解性、对待性。

结婚与性

女性婚前的心理准备

结婚是人生的一件大事,做好婚前心理准备,对每一对即将步入婚姻殿堂的情侣来说都是非常重要的,这是保证婚后美满幸福的先决条件。

当两人忙于筹备结婚之时,还需要做好心理准备。女性如何做好婚前的心理准备呢?

1. 做好婚后生活不完美的心理准备

女性在婚前要对婚姻、婚后生活和自己的爱人有一个正确的期望值,不可期望过高。在结婚前就摆正自己对婚姻和爱人的看法和态度,学会包容和适应,相互磨合,学会无私奉献,共同面对问题,解决问题,互敬互爱、互相帮助、互相扶持。

2. 做好适应新生活的准备

婚后的家庭责任需要夫妻双方共同承担,婚后的生活也需要两个人共同去学习、面对,这样才能找到合适的解决方法。

3. 确定感情基础的稳固和成熟

婚前应该考虑好双方的感情基础是否稳固和成熟,是否足够了解对方,这是女性婚前必须考虑清楚的事情。

4. 对性生活要有一定的了解

婚姻生活无法脱离性生活,因此女性在婚期不可逃避地就是要了解性生活的有关知识,了解异性心理,这关系到婚后性生活的质量。

女性婚后易出现的身体问题

女性婚后在心理和生理上都会发生变化,女性婚后身体也会出现一些问题,这些问题影响着女性婚后的生活质量。

1. 乳房疾病

调查研究显示,不少已婚女子都存在着程度不同的性冷淡,这可能诱发许多乳房疾病。因为性冷淡使乳房呈持续性充血、肿胀不适。

2. 房事后出血

患有宫颈息肉的女性在性生活的过程中会出现生殖器官破裂出血,房事结束后会在丈夫的生殖器部位发现血丝。假如丈夫身体没有疾病,则是妻子的宫颈出现了问题,应尽早到医院就诊。

3. 阴道炎

假如婚后生活中长期没有性生活,女性更容易患阴道炎、子宫内膜炎、输卵管炎等疾病。

4. 月经综合征

患有经期综合征的女性一般在月经前5～7天内,会因为流入骨盆的血液增加而引起腹部肿胀和痉挛,导致腹胀或腹痛。

5. 骨质疏松

女性在35岁左右,骨质开始疏松。

6. 性欲降低

生活压力对性功能可能产生很大影响,争吵使得女性容易对丈夫的性需求产生厌恶、冷淡的情绪。

性爱与婚姻

　　性生活是婚姻生活中不可缺少的一部分,婚姻和性爱是唇齿相依、荣辱与共的一个整体。有爱而和谐的性爱才是最完美的婚姻基础,这样才能给婚姻"保鲜"。

　　婚姻中的性爱关系是两个有情人结成眷属之后,不断地向对方证明相爱相属的一种行为,只要互相需要、互相亲爱的原始动力足够了,这种表达爱情的行动力便永远不会匮乏。

　　婚姻是由一系列的细节组成和完成的,婚姻中的性生活使女人没有了怀孕的顾虑之后,也是完全可以放开的。婚姻使女人走向了深处,这不仅仅是用性爱的频率或是不同的姿势来诠释,而更多的是展现母性的关怀。它也使得女人变得更加成熟、丰腴。

　　不论任何时候,性爱生活都是婚姻生活中两性关系的一个方面,任何婚姻都一定会有性爱的内容。当婚姻因感情而产生一些小小的冲突或是过节时,那些欢乐就将其抵消了,这充分体现了婚姻中的琴瑟和谐的最重要的作用,即男人在性爱中得到了属于肉体的欢愉,而女人在男人的抚爱中增进了感情。

　　婚姻中包含着情感,婚姻中的眷侣表达爱意的方式之一就是性爱,感情和性爱的细节就是利用细微的感触,逐渐地让感情成熟为不能分离的一部分,让婚姻成为彼此生命中的拥有。

性爱与健康

　　性爱给人们的生活带来了乐趣,同时性爱还能给人们带来意想不到的健康。根据研究结果显示:美妙的性爱令人容光焕发,步履轻盈,令夫妻之间的关系更亲密,甚至可以留住青春。

那么性爱对人们的健康有哪些益处呢?

①性爱是快速止痛剂,性爱可以帮助女性减轻因心理压力而引起的偏头痛。

②性爱能加强免疫系统的抵抗力。这与性交能降低压力、焦躁有关。根据相关报道,在性高潮时,由于肾上腺素的激增,使得肌肉先紧后松,之后全身也松弛下来,因此焦躁、压力大为降低,令免疫系统发挥最好的功效。

③性爱对荷尔蒙分泌有帮助。根据医学研究资料表明,每周进行一次性生活的女性,雌性荷尔蒙水平比偶尔进行一次性生活的女性高得多。雌性荷尔蒙能令血液循环系统更畅顺,调节体内胆固醇,使皮肤柔滑,减少情绪低落,保持骨骼的密度。除此之外,性爱也可令月经周期更正常。

④性爱是化解矛盾的"蜜"方。婚姻中闹别扭的情况很常见,不失时机地以袭击的手法给对方热烈的拥抱,直至性爱,就是原谅对方的有力证明。

⑤性爱是乐趣多多的运动,它能帮助女人燃烧脂肪,消耗能量,具有健美功效。

⑥性爱令家庭生活更快乐,性爱能更好地维持家庭生活。父母的性关系良好,家庭关系便会更加稳固,父母的满足能令子女对自己的身体有更健康的态度。

性爱与长寿

性爱真的能让人长寿吗?答案是能,规律的性生活能增加人的寿命。因为在性交时,人的大脑皮层处于兴奋状态,从而使体内血液中激素、酶和乙酰胆碱等物质及β-内啡肽分泌增加,这能够增强神经免疫功能,促进巨噬细胞活力,以杀伤有害病菌,利于抵御疾病,并使人身心健康。

健康的性爱能够使女性长寿,主要表现在以下几个方面。

1. 健康的性生活能够降低乳腺癌的发病率

在女性性高潮和高度兴奋时能够充分释放催产素和去氢表雄酮,它们起到保护乳腺的作用。特别是对于从未怀孕的女性来说,高品质和规律的性爱,能弥补其从未生育的不足。

2. 健康的性生活可以预防感冒

性爱能够增强人体的免疫力。每周一两次性生活,可以使人体自身的抗病菌入侵能力提高30%。

3. 健康的性生活能让人变得年轻

根据调查研究显示,每周性生活达到两次的人,看上去会比实际年龄年轻7岁或更多。而每周3次性爱的人,看上去要比实际年龄年轻12岁,可以称得上是"超级年轻"了。

性爱只是女性长寿的一种方式,因此女性想要获得长寿不仅仅可以通过健康的性爱方式达到,还有其他的方式。

性爱与美容

女性的皮肤会在恋爱后发生改变,甜蜜的情感、美满的婚姻、和谐的性爱改善了女性皮肤的营养,从而使女性肤若凝脂,眉黛含春,愈加光彩照人,显出倾城之貌。

无论是正处于热恋中的男女,还是已经结成连理枝的夫妻,性爱、性冲动和性行为都是人类的一种天性与本能,也是人类正常的生理现象及需求。恋爱的甜蜜与婚后和谐的性爱,除了有益身心健康之外,还能帮助女性实现青春永驻。

性爱与美容有什么关系呢?热恋中的男女接吻、拥抱、爱抚和性爱都会使彼此沉醉于一种难以言表的幸福、满足、甜美之中,促使体内性激素大量分泌,这使得女性肌肤吹弹可破,芳容更显得妩媚可爱。这与女性卵巢中雌激素分泌旺盛有着密切的关系。因为当雌激素在其体内与皮肤内特异体结合时,可促进细胞生成透明质酸酶,而这种酶又可使其皮肤对许多物质的渗透性增强,使得女性皮肤的营养得到改善,从而显得光彩照人。

其具体表现是恋爱之后,很多原来是油性或干性皮肤的女性的肤质因为热恋而变得正常起来。而那些在恋爱前皮肤暗淡无光,长满了青春痘的女性在恋爱后肌肤会变得光滑柔润、富有弹性,同时痤疮也会悄然消失,变得越来越眉清目秀。

恋爱或者婚姻中的女性要想保持自己的容颜,可以通过接吻、爱抚、拥抱、性生活来实现。这些举动若能协调进行,女性激素同样会大量分泌进而产生美容效果。总之,无论男女都应当对爱情专一,保住这份不可多得的"美容剂"。

结婚要考虑的遗传问题

女性在进入谈婚论嫁的阶段时,要冷静思考,尤其是慎重考虑对方家族的遗传问题。

恋爱自由不受约束,但是婚姻是有限制的。因此婚前慎重考虑非常重要,尤其是婚姻之后绝大部分人必将考虑生子的事情,因此婚前对对方家族遗传史的调查和了解非常重要。因为有缺陷的遗传基因势必影响到下一代的基因健康,假如婚前没有注意到遗传问题,那么就有可能给婚后的生育带来极大的痛苦。这不仅伤害自己,同时也是对幼小的新生命的极大伤害。

当女性已经把对方当成自己理想的结婚对象、婚姻生活中的主要角色时,就要仔细调查和审慎了解对方的家族病史,查看对方家族成员中是不是有人存在着遗传基因方面的缺陷。女性一定要消除这是对对方不尊重的表现的想法,相反,这是对下一代的负责。

遗传性疾病有哪些

结婚之前,为了能生育出健康的下一代,很多准夫妻都会进行婚检,这就包括遗传性疾病的检查。常见的遗传性疾病有三种类型,即单基因遗传病、多基因遗传病和染色体病。

1. 单基因遗传病

这是由一对遗传基因突变引起的疾病,具有这种基因的人一般都发病。也就是说在这种疾病中,遗传因素起决定作用。

单基因遗传又分为常染色体显性遗传、常染色体隐性遗传、性染色体隐性遗传等。其中最常见的是常染色体隐性遗传,其引起的遗传病有苯丙酮尿症、肝豆状核变性等。其次为常染色体显性遗传,以亨廷顿舞蹈病为代表。

2. 多基因遗传病

这是遗传信息通过两对以上致病基因的累积效应所致的遗传病,这种遗传疾病多与环境因素有关。它是遗传基因和环境因素共同作用的结果。精神分裂症就是多基因遗传病,其遗传度为80%,遗传因素在其形成过程中起了很大作用,而环境因素的作用相对弱小。多基因遗传病一般有家族性倾向,与患者血缘关系越近,患病率越高。

3. 染色体病

是指因染色体数目或结构的异常所致的遗传病,这种遗传病多表现为躯体器官的结构异常,同时常伴有精神和智能的障碍,如先天愚型、女性或男性性腺发育不全症等。

◼ 女性性健康注意事项

为什么会产生性功能障碍

女性的性功能障碍导致了其性生活的不和谐,这成为女性的难言之隐。其实女性性功能障碍是一种常见病,导致的原因有很多,可能是其他疾病引起的,如性冷淡、性交痛等疾病。为什么女性会产生性功能障碍呢?其主要原因如下。

①女性自身对性生活的厌恶,或者是对配偶有厌恶感,不愿接触。

②女性性欲低落,对性生活无要求,没有性欲冲动,对待性生活的态度是可有可无。

③女性的性唤起障碍使其性欲产生缓慢,冲动反应迟钝。但如唤起后,可有正常的性表现。

④女性对性欲的压抑,有性冲动却不愿暴露、不愿表现与表达,处于抑制状态。

⑤女性性生活后产生的各种不适症状,如恶心、呕吐、头晕、头痛与胸闷等。

⑥性高潮缺乏,缺乏性高潮或不明显。

⑦性交疼痛,包括外阴、阴道及下腹部的疼痛。

⑧性交诱发阴道痉挛,分为原发性和继发性。前者见于婚后,只要性器官一接触,阴道立即产生痉挛,使性生活不能完成。后者为婚后有过正常的性生活,数月或数年后产生这一情况。

⑨神经性焦虑与性恐惧症。

女性性功能障碍的种类

女性性功能不仅与大脑皮质、脊髓兴奋中枢的功能状态有关,还与对阴蒂、小阴唇、前庭和阴道下1/3段等性敏感部位的刺激有关。而女性性功能障碍是指女性在性欲、性兴奋、性交、性高潮等整个性活动环节中一个或几个环节发生障碍,从而影响正常的性生活。

一般来说,女性性功能障碍比男性少,其常见的类型有五种:性冷淡、性欲亢进、性高潮缺乏、阴道痉挛、性交痛。

①性冷淡是指妻子对丈夫的亲昵、爱抚和性交持续反复地表现为缺乏积极的性感受,或即使产生性欲,每次也不能进入持久的高潮期或虽激起情欲的高潮却得不到性满足,因此对性表达不感兴趣甚至厌恶。

②性欲亢进是指女性的性欲极强,性兴奋出现过多、过快、过于剧烈。

③性高潮缺乏是指女性性欲正常,有性需求,在性交时受到足够有效的刺激并出现正常的兴奋反应,但是性高潮仍经常缺乏,只能获得低水平的性满足。

④阴道痉挛是指女性的外生殖器发育正常,但是阴道不狭窄,在性交时,阴道、会阴、骨盆肌肉发生强烈的收缩,阴道下1/3

段的肌肉发生不可抑制的痉挛反应,以至阴道入口关闭,无法进行正常的性交。

⑤性交痛是指在性交时发生疼痛,妨碍正常的夫妻性生活。

性爱的最佳时间

很多情侣和夫妻都很关注性生活的时间,都想在最佳的时间里享受完美的性爱。那么,到底性爱的最佳时间是什么?各种说法不尽相同。从目前性生活的实践来看,公认的性爱最佳时间主要有三种说法。

①晚上10点左右,这是即将入睡的时间。性交过程中需要付出较大的体力,而在这段时间过性生活,完事后便可立即入睡,能够保证双方得到充足的休息,为第二天的工作保持充沛的体力。

②清晨6~8点,性学家认为性爱的最佳时间是在一天刚开始的时候,即清晨6~8点。因为此时女性体内的性激素浓度达到最高值,能给其带来最大的愉悦。此外,性爱是充实精力、调动情绪的一流手段,在性爱的过程中,大脑会分泌一些化学物质,能保证双方一整天都轻松、愉快。

③先睡上几个小时,一觉醒来再过性生活为好。因为现代人的生活节奏较快,工作劳累,睡上一觉,使身体得到休息,恢复体力、精力,再进行性生活,而性交后还可以睡上几个小时。这样既能享受到性爱的过程,又能保证人的体力和精力得到恢复。

完整的性爱包括前戏、实质性交和后戏三部分。而实际的性爱时间因人、因时而异,一般为二三十分钟。爱侣们只有保证充足的体力和精力,在性爱的最佳时间内激起彼此的欲望,让身体做好充分准备,才能迎接较高质量的性爱。

各种性行为方式

性爱是一件神圣的事情,很多资料告诉我们完美的性爱需要浪漫的背景音乐、香薰蜡烛、沐浴清洁的身体、不受打扰的时间和各种温柔的前戏。性生活中每个人梦寐以求且不断努力的目标就是完美的性爱。性爱的方式主要有以下几种。

1. 安慰型

即简单熟悉而满足的性生活,这种方式一般适用于处于情绪低谷的人,这是另一半给予爱和支持的好方式。

2. 快速型

这种方式主要用于时间紧迫的人,可以使其享受快速性爱。其前提是双方自愿,否则会因一方不愿意而引起怨恨。因此要真正理解对方的想法,不要给你们长期的性生活蒙上阴影。

3. 浪漫型

需要伴侣花点时间和心思准备一个浪漫的夜晚。蜡烛、音乐或一些红酒,这些都可以使你和你的伴侣感到愉悦,然后慢慢地享受你们在一起的每分每秒。

4. 更换地点型

改变性生活的地点会增添性爱的趣味性,使双方更加渴望性生活。

5. 假日型

这主要是指节假日,例如周末、情人节、纪念日和国庆节等,很多夫妻多会选择在被窝中度过。

6. "吵架"型

夫妻或者伴侣之间激烈的争吵也会导致被窝里的激烈运动。因为争吵可以导致体内多巴胺和肾上腺素水平的上升,从而导致伴侣们在其他方面也会感到很兴奋,冲突后的性生活往往会使你们的关系变得更融洽。

7. 度假型

夫妻或者伴侣外出度假时可以尽情享受私人时间。同时假期性生活有助于你和你的伴侣重燃爱火,在性生活方面更加亲密。

几种不健康的性行为习惯

性爱是一件非常美妙的事,但是不健康的性爱习惯会给男女双方的健康带来极大的影响。因此,男女双方在性爱的过程中要保持健康的行为,这能使男女双方享受到性爱的快乐。男女不健康的性爱习惯主要有以下几种。

1. 性生活前不洗手就抚摸对方

这常发生于新婚,他们常常会即兴做爱。但是不注意卫生,病菌就会乘虚而入,阴道感染、盆腔炎等病症就会随之而来。

2. 快速性爱

这主要表现为前戏时间很短,这会造成女方措手不及,两个人都会疼痛,同时还会使下体受损,时间久了就可能使其中一方出现性冷淡。

3. 等待一同到达美妙高峰

有的男性在性爱过程中,故意等女方一起达到性高潮,而自己硬撑着不射,这样会导致快感降低,时间久了,男性就无法感受到性爱的自由之趣。

4. 好奇地使用性用具

有些情侣对性用具产生依赖,不再对爱侣的身体感兴趣,时间久了会产生心理方面的问题。

5. 二次发动

在性爱结束后,男人为了显示自己是强壮的,想再来一次。这样做会使男人的身体一直处于亢奋状态,次数多了会出现勃起功能障碍。

6. 频频服用紧急避孕药

有些情侣想要得到快感,不使用安全套避孕,常采取紧急避孕措施,使用紧急避孕药。这种方式一年只能使用一次,不可作为常规避孕方法,因为这会对女性的身体带来极大的伤害,甚至会因为身体产生耐药性而避孕失败。

7. 性爱后立即喝冷饮

性爱之后大汗淋漓,立即喝冷饮,会使人在第二天感到浑身不舒服,同时对胃部也会造成极大的损伤。

什么是"蜜月病"

"蜜月病",其实就是泌尿疾病,是指新婚夫妇在蜜月期间,由于初次或频繁的性生活,使女性尿道口周围的天然屏障受到不同程度的破坏,使尿道黏膜出现损伤,导致细菌感染发生炎症,使得细菌从尿道侵入膀胱,引起急性膀胱炎,故又称为"蜜月性膀胱炎"。

"蜜月病"的主要症状表现为患者常出现尿急、尿痛,同时排尿的次数增加,在排尿的过程中有小便解不尽之感觉,还伴有下腹胀痛、腰酸痛等。严重的患者还可能出现脓尿或血尿,排尿次数一夜可达数十次,同时还出现急性肾盂肾炎。"蜜月病"如果能及时治疗,一般情况是能治愈的,但是假如治疗不及时或反复发生易转成慢性疾病,对健康危害较大。

不宜进行性生活的时机

夫妻之间性生活的和谐影响到家庭关系的和睦,还会影响夫妻双方的健康。因此,性爱中需要夫妻双方知道哪些情况下不适宜进行性生活。

1. 酒足饭饱之后

人体饱食之后体内大量的血液都会集中在消化器官,假如这时候进行性生活,就会使性器官的供血量不足,引发性功能障碍,同时导致消化不良或者全身血液循环紊乱,还有可能引发阑尾炎。

2. 争吵过后

人在消极的情绪下勉强进行性生活,很容易出现反感的情绪,使得双方的关系更加僵硬。

3. 疲劳之时

结束繁重的工作之后,身心疲惫,但是仍然坚持做爱,则很难达到最佳状态,同时也会因为体力不支而导致生理和心理的双重疲倦感,甚至会对性爱产生厌倦感。

4. 洗澡之后

相关研究表明,超过5分钟的热水浴就会大量消耗人的体能,同时降低人体的敏感程度,因此,在沐浴后做爱的时间总是会比平时短,而且难以达到高潮,并会损伤夫妻双方的肌纤维。

5. 看完情色电影后

有些夫妻习惯在观看完一部情色电影后进行性生活,这有助于人的精神系统迅速兴奋起来,但是这也有可能导致性爱结束后出现头晕、虚脱等不良反应。

什么是"性洁癖"

"性洁癖"就是一种性心理障碍,其患病人群主要为女性,尤其是知识型女性。

很多人无法科学、客观、正确地对待自己的生殖器,认为它是丑陋或肮脏的。在女性中"性洁癖"患者就认为经血是不干净的,来月经是女人不光彩的一件事。婚后,有的妻子则嫌丈夫的生殖器"脏",对精液产生强烈的厌恶感,甚至对丈夫的气味、汗水、分泌物等都反感。甚至有的女性主观地把自己的性行为划分为"好的"或"坏的",并以此规范夫妻之间的性爱,她们讨厌丈夫的手"摸在不该摸的地方",也很厌恶丈夫表达爱情的神态和言语。

"性洁癖"患者的生活中,性生活被排除在婚姻生活之外,她们把性生活当成自己的"义务",或当作传宗接代的任务,这其实是在削弱性生活中美好的感受。

当夫妻一方患有"性洁癖"时,作为配偶的一方应该弄清对方属于哪一类型,然后在适当迁就的同时,努力在对方不反感的方面做得更多更好。

经期性行为要注意什么

由于女性生理结构的特殊性,使得其在经期身体的抵抗力会有所下降,容易被细菌侵袭,并有可能引起子宫内膜炎和子宫膜异位等疾病。因此,从健康的角度来说,经期禁欲是非常重要的。

但是任何事情都不是绝对的,经期进行适当的性生活还是可以的,但需要注意以下问题。

①经期性生活应避开月经量多的日子。

②经期性生活前,男方要将生殖器清洗干净。

③经期性生活,男方应该使用避孕套,动作要轻柔,而且时间尽量缩短。

④经期性生活结束后,女方应当马上用清水冲洗阴部。

定期的性生活能够使女性月经周期规律,如果每星期至少做爱一次,连续持续三个月或以上,会使女性的月经周期更规律。但是千万要注意,经期性生活虽然一般情况下不会怀孕,但从卫生的角度来说,还是要使用避孕套为好。

第6讲
女性保健

　　健康并不仅仅指身体不虚弱或没有疾病,而且还要达到身体健康、心理健康、适应社会的最佳状态。在日常生活中,女性健康会受到各种因素的影响,如身体健康因素、精神因素、营养因素、生活习惯因素、环境因素等。本讲主要讲解女性的保健知识,让女性增强自我保健意识,养成良好的生活习惯,摒弃不健康的生活方式,从身体、心理、人际关系等多方面塑造健康女性的形象,让你成为一个美丽自信的女性。

日常生活保健

怎样消除常见的肌肉疲劳

肌肉疲劳主要表现为肌肉有酸痛感,浑身乏力,肌肉本身疲乏,收缩肌肉时会不由自主地颤抖。为了消除肌肉疲劳,女性可以尝试以下方法。

1. 睡眠

保证充足的睡眠是恢复体力、消除疲劳的一种很好的方法。因为人在进入睡眠状态后,大脑皮层的兴奋程度会降低,体内分解代谢都维持在最低水平,而合成代谢过程明显加速,这为积蓄体内能量、缓解肌肉疲劳创造了有利条件。所以女性应保证每天有8~9个小时的睡眠时间,让机体在这段时间内处于完全放松的状态。

2. 热敷

对酸痛的局部肌肉进行热敷,也是消除肌肉疲劳非常有效的一种方法。这可以促进血液循环,加速新陈代谢,有效地缓解肌肉酸痛的症状,让体力快速恢复。

3. 按摩

按摩分为被动按摩和自我按摩两种方式。被动按摩指的是利用按摩师的双手对肌体进行按摩,让肌肉中的毛细血管扩张和开放,从而改善局部的血液循环和营养状态。与此同时,肌肉运动中的废物——乳酸排除的速度也随之加快,这样就可以起到消除肌肉疲劳的功效。

自我按摩主要是运用自己的双手对腰背进行捶打,对双肩、下肢等部位进行交替拍打,按摩头皮,双手牵耳,按揉胸腹部,分推印堂穴,揉按太阳穴,揉按足三里,推拿揉搓腿部,站立交替抖动双腿。

4. 补充营养

补充营养应多食碱性食物,如瓜果、新鲜蔬菜、豆制品、乳类和含有丰富蛋白质与维生素的动物肝脏等。人体消化吸收了这些食物之后,可以快速降低血液的酸度,进而达到弱碱性,这是消除疲劳非常重要的一个手段。

5. 温水浴

温水浴能够让全身的血液循环加快,有利于机体的新陈代谢,而且对运输肌体内的营养物质和排除疲劳物质都有一定帮助,可以快速消除疲劳,恢复体力。

6. 饮白开水

饮温开水可以让人体脏器内乳酸脱氢酶的活性提高,使积累在肌肉中的"疲劳素"——乳酸快速降低,从而实现消除疲劳、焕发精神的目的。

要预防和消除肌肉疲劳,最基本也是最重要的是养成良好的生活习惯。如果作息时间正常、饮食有规律、房事有度、不过度劳累、适当锻炼以增强体质、保持良好心态,肌肉疲劳自然会远离你。

怎样消除眼部疲劳

眼部疲劳主要表现为眼睛干涩、泪水缺乏;眼睛有灼热感;眼皮沉重、睁眼困难;看东西有时清晰有时模糊,持续使用眼睛时间短;有异物感;眼球胀痛,伴随头痛等。为了消除眼部疲劳带来的不适感,女性在日常生活中可以注意以下几点。

1. 注意光线

通常在微暗的灯光下阅读并不会对眼睛造成伤害,如若光线不能提供充足的明暗对比,就很容易让眼睛产生疲劳感。建议使用可以提供明暗对比的柔和灯光(不刺眼的光线),尽量避免使用直接将光线反射进眼睛的电灯。

2. 减弱荧屏的光线

电脑屏幕上的字体及数字如同小灯泡,可以将光线直接打入你的眼睛。所以,你要适当调低屏幕的亮度,并调整反差(明暗对比)使字体清晰。

3. 中断你的工作

在连续使用电脑6～8小时的情况下,要隔2～3小时休息一次。可以上个厕所、喝杯咖啡或单纯地让眼睛从电脑上离开10～15分钟。

4. 闭眼休息

最有效的缓解眼睛疲劳的方式就是让眼睛休息。其实这只是举手之劳,非常简单。在你讲电话的时候,可以试着闭上眼睛;如果你不需要读什么或写什么时,大可以在聊天的时候闭上眼睛,让眼睛休息片刻。从讲电话时运用这种方法的人中得到的反馈称,这样确实可以让眼睛舒服很多,同时对消除眼睛疲劳也有很大帮助。

5. 眨眼按摩

每天刻意进行300下眨眼练习,这样对清洁眼睛非常有利,同时也是对眼睛进行的小小按摩。

6. 泡茶

这里的茶不是用来喝的,而是要将茶敷在眼部。首先将毛巾浸入茶中,平躺,让温热的毛巾敷在眼部,持续 10~15 分钟。这是消除眼睛疲劳非常有效的一种方法,另外注意不要让茶进入眼睛里,而且在浸毛巾前,要让茶先冷却片刻。

7. 按摩

先将双手摩擦暖和,接着闭上双眼,让手掌覆盖眼圈。注意不要压迫双眼,盖住就可以。然后深长缓慢地呼吸,每天坚持练习 20 分钟。

8. 茶熏(可治疗眼干涩)

先用沸水泡茶,然后将双眼微微闭上,靠近杯口,为了防止热气过快散失,可用双手护住杯口。茶熏每次维持在 10 分钟左右,每天至少进行 1 次。茶熏对保护视力、舒缓眼干涩可起一定功效。

怎样预防情绪疲劳

假如一个人长期处于愁苦、沮丧、颓废的精神状态,那么这个人的诸多病症的发病率将比乐观、开朗、心情愉悦的人高很多。所以,如何预防情绪疲劳对现代人来说非常重要。同时,保证身体健康也是放松身心、防病健体的灵丹妙药。

1. 笑

有关研究表明,人在欢笑的时候,嘴、唇、膈、胸、腹等部位的肌肉会同时运动,而当你笑容满面的时候,40 多块肌肉都会活动起来。笑可以刺激大脑产生儿茶酚胺,从而让人体内产生吗啡物质,降低工作疲劳感。

2. 音乐

据医学专家介绍,悦耳动听的音乐可以通过人的听觉对大脑皮层产生影响,让内分泌系统分泌更多有利健康的激素和酶。所以当听到自己喜欢的音乐时,呼吸就会随之加深,神经系统渐渐松弛下来,从而消除疲劳感。

3. 书法

挥毫练笔是一种非常好的养生、健身活动,它和气功、太极拳有一定的相似之处,运笔时要求气沉体松,聚精会神,同时可以让人心情愉悦,乐此不疲。

4. 绘画

绘画同样是一种有益身心健康的艺术活动。通过绘画,可以把人们压抑在心里的感情宣泄出来,从而精神焕发,消除情绪疲劳。

5. 读书

读书能够振奋精神、移情易性,提高人体免疫力,是不错的养生之道。读书对治疗不少慢性病有明显帮助,特别是神经系统疾病和心理疾病等。当一个人沉湎在书中时,可以调整心态,从而起到平衡人体阴阳气血的作用。

6. 观花

医学研究已经证明,芳香四溢的鲜花能够治愈疾病,尤其是对忧郁症、恐惧症、妄想症、焦虑症这些心理病症有特殊疗效。如天竺花香具有镇静作用,有益睡眠,消除疲劳;菊苣可以治疗自恋和占有欲;米兰香味能让气喘患者感到舒畅;丁香花香对牙痛患者有镇痛、镇静的作用;薰衣草花香可以减慢心动过速患者的心率。

7. 自语

自言自语能够发泄长期郁积在心里的情绪，使心理状态和精神状态平衡协调。自语有镇静宁神、陶冶情志的功效。大声说话可以让大脑中混乱的思绪得到整理，特别是在紧张劳累时能够提高睡眠质量。

8. 沉思

很多著名的美国医学专家都表示，沉思冥想能够预防甚至治愈多种疾病，如关节炎、心脏病和癌症等。同时，沉思冥想可以让人的思想松弛下来，它会与通过身体传送到免疫系统的化学剂一起产生作用。

如何用按摩消除紧张情绪

精神紧张已经成为现代社会非常流行的一种"文明病"，精神紧张会让人体内一些激素的分泌失去平衡，引发血压升高、心跳加速、新陈代谢紊乱等各种病症。近年来，中外专家为了消除精神紧张给人们生活带来的诸多烦恼，探索出很多防治精神紧张的办法，其中一种方法就是自我按摩。

①坐在垫子上，首先用大拇指在双脚脚掌上做圆周运动，对整个脚底板进行按摩，接着轻轻拍打大腿和小腿肌肉，用不了10分钟，你就会重新拥有饱满的精神。

②针对长期在电脑前工作或长时间用眼的人，有一个非常有效地消除紧张的方法：把两个手掌弯曲成勺状，扣压在睁开的双眼上，每次持续5分钟左右，利用手掌的温度和半明半暗的光线环境，让眼球得到真正的放松。

③按摩面部，同时用手指按压眼角和太阳穴，每次坚持3分

钟左右,这样做可以缓减因精神紧张造成的头晕、头痛、眼部酸困等不适感。

④假如你有足够的时间,可以考虑在浴缸中泡个澡,这对放松神经帮助很大。如果没有浴缸,淋浴也可以收到同样效果,不过在淋浴时还应对胸部和背部进行轻轻按摩。

运动与保健

现代社会人人都处于一种忙碌的生活状态中,大部分人除了工作外,很少根据自身的体能状况选择其他的运动方式。

上班族平均每天工作的时间超过8小时,能量消耗基本上都集中在工作中,交通方式也都以坐车为主,闲暇时候很少散步,10%的人以游泳、登山或慢跑等运动为主,没有较为规律的运动,而33%的人根本没有运动的习惯,是典型的"坐式生活族"。

如果你是"坐式生活族"中的一员,就应立刻行动起来,每天保证至少半小时的体能活动,比如散步、爬楼梯,甚至打扫卫生。

有些女性认为自己不适合剧烈运动,但锻炼身体并不是非要去跑马拉松。每天坚持适当的锻炼,日积月累下来,你的身体就会越来越健康。

要想从锻炼身体中获得最大收益,首先要选择自己喜爱的、适合自己个性的锻炼方法。锻炼的方法种类繁多,包括健美操、瑜伽、游泳、登山、负重锻炼、有氧锻炼等。

选好锻炼方式之后,第二步就是要考虑做多少锻炼才够。一个成年人的锻炼时间应保证在每天30分钟或以上。这30分钟可以是间断的累积,一些常规工作都算在其中,如遛狗、修剪花草、做家务,或是参加娱乐活动等,还有跳舞、运动以及传统的一些锻炼等。像这种低强度的锻炼应频繁进行,或是让每次锻炼的时间长一些。

假如你工作很忙碌,或是家务繁重,很长时间都没有进行锻炼了,你可以选择较简单的跑步或游泳,这些运动节奏相对缓慢,容易适应。等持续一段时间后,你的体力有所增强,拥有更好的身体状态,你就可以选择要求更高、强度更大的运动了。

你也可以利用假期和闲暇时间,进行适当的放松与休闲,到野外深山、清涧溪流、崖头丛林中去探险游乐,暂时忘掉尘世的喧嚣,展开一次自由畅快的大自然之旅,让健康的体魄与悠然的心境同在。

运动不当易得妇科病

相信很多女性都有过这样的经历,就是在锻炼了一段时间之后,感觉身体的某些部位总是疼痛,如关节、下腹部、脊背等。运动医学专家表示,尽管锻炼能够增强体质,但基于女性的生理结构和生理周期较为特殊,如果运动不当,极有可能引发下列妇科疾病。

1. 月经异常

据调查显示,运动量较大的女性,很大一部分都是月经异常者。主要表现为月经初潮延迟、周期不规则、继发性闭经等。因为剧烈运动抑制了下丘脑功能,致使内分泌系统功能出现异常,从而影响对体内性激素的正常水平,干扰正常月经的形成和周期。

2. 子宫下垂

妇女在做超负荷运动的时候,其腹压会增加,致使子宫暂时性下降，但还不会造成子宫脱垂的问题。但如果长期进行超负荷运动，就会导致子宫脱垂。

3. 卵巢破裂

剧烈运动、抓举重物、腹部挤压、碰撞等都有可能造成卵巢破裂，进而下腹部产生疼痛感，甚至会使全腹阵痛。卵巢破裂的症状为80%的黄体或黄体囊肿破裂、腹腔穿刺有血，通常发生在月经周期第10～18天。

4. 外阴创伤

活动时不小心，如外阴部和自行车的横档、坐垫或其他硬物相撞，就可能造成外阴部血肿，情况严重者会伤及尿道和阴道，甚至盆腔。由于外阴部的大阴唇皮下组织疏松、静脉丛丰富且表浅，在受到外力碰撞后，极易引发血管破裂出血的问题，致使大面积瘀血。

5. 子宫内膜异位症

在经期进行剧烈运动，很容易让经血从子宫腔逆流到盆腔里，而随经血一起逆流的子宫内的膜碎屑，很可能种植在卵巢、子宫直肠陷凹、宫骶韧带等部位，进而形成囊肿。在患子宫内膜异位症之后，主要表现为渐进性加剧的痛经，甚至还会引起不孕。

有雾的早晨不宜锻炼

雾是悬浮于近地面空气中的小液滴，雾的成分非常复杂。当人体吸入雾中的有害物质时，就有可能引发咽喉炎、气管炎、鼻炎、眼结膜炎等疾病。

通常在浓雾的空气里，夹杂有大量的细菌、灰尘等，促使呼吸疾病急性发作,这样的天气非常不适合锻炼,尤其是老人。

早晨锻炼时呼吸强烈,对患有慢性支气管炎等呼吸道感染疾病的人非常不利,如果在雾天进行晨练,可能会让其病情加重。所以,大雾天不宜过早出来晨练,最好等太阳出来后再锻炼。

运动一定要戴上文胸

某项调查表明,73%的女性在运动的时候感到乳房摇晃,其中84%的女性为此感到尴尬或不适。在运动的过程中如果乳房不停地摆动,还会将乳房韧带拉松,导致乳房下垂。

所以,女性在运动的时候一定要选择合适的运动文胸,来减少乳房摆动。我们在挑选运动文胸时,就要考虑到它在运动中应该支撑的水平,这主要由以下两点决定:第一,要按照自身胸部的尺寸来做出选择,尺寸越大的女性,文胸需要支撑的水平就越高;第二,要考虑运动的类型,运动越剧烈,则需要的支撑水平也就越高。

对于胸部较大的女性(C～D罩杯),为了避免弹出,应选用包围式运动内衣,可以将乳房紧紧包住,而且要选择较宽吊带,保证面料结实,全杯最佳。

对于胸部较小的女性(A～B罩杯),建议选用挤压式文胸,让胸部紧绷,从而压平乳房,把重力向四周分散,文胸带要保证结实,但也不宜太紧,否则会勒出红印。为了减少在运动中的摩擦,最好选用胶垫防滑。

在试穿文胸的时候,可以在试衣间内跳几下,测试它能否支撑住胸部,另外,还可以抬高手臂,然后放低身体,最大限度地活动手臂,看看是否会妨碍到活动。

在质地方面,应选择较为凉爽的面料,如全棉或尼龙的,从而避免在运动中大汗淋漓。

骨盆控制运动

对女性而言,骨盆不仅对健康和美丽非常重要,同时也是体验性愉悦的关键。现在美国流行的骨盆控制已经成为女性获得快感的秘诀之一。

骨盆运动并不是对骨骼进行锻炼,而是锻炼外面的肌肉,即构成骨盆的有收缩性和弹性的肌肉。具体来说,骨盆控制运动主要包括骨盆的旋转运动和上下运动,以及肌肉控制。

①第一步,收紧和放松阴道周围的肌肉,每天至少进行40次到50次,事实上,女性随时随地都可以完成这样"秘密"的运动,持续一个月之后减少到20次,以此来保持肌肉的弹性。

②第二步,练习骨盆上下运动,将两脚分开大概30厘米,弯曲双膝,想象你穿上了牛仔裤,试图拉拉链,你的骨盆就会随之向上和向前提高,收紧腹部,完成这个姿势后,停1秒钟,接着放松。每天将这个动作重复20次,直到非常熟练。

③第三步,进行骨盆旋转的练习。站在地上,双脚分开大概30厘米,略弯膝盖,收紧臀部,使两臂垂在身体两侧。让全身放松下来,极慢地将骨盆向上向前,然后转到右方,直到不能再向右为止,身体重量落在右脚上。接下来把骨盆转向后方(把臀部向上提),再把骨盆转到极左方,让身体的重量落在左脚上,让骨盆向上,收紧臀部,再旋转到右脚上,旋转一周即可。

◪ 饮食保健

最适合女性的 12 种食物

1. 精瘦牛肉

　　精瘦牛肉和普通牛肉不一样,它含有丰富的铁,很多女性都非常缺少这种微量元素。多食精瘦牛肉可以消除疲劳,增强记忆力。每周食用 50～80 克就足够了,不能因为有营养就整天大嚼牛排。

2. 三文鱼

　　三文鱼含有丰富的脂肪酸,可降低血液中胆固醇的含量,预防心脏病、抑郁症(包括产后抑郁症和记忆力下降),促进胎儿的脑部和视力发育。另外三文鱼还可降低女性患阿尔茨海默病的风险。每周至少食用 50～100 克。

3. 咖喱

　　咖喱中含有大量的抗氧化剂,和阿司匹林一样具有抗炎作用。此外,咖喱粉中的姜黄可以减缓、停止甚至扭转阿尔茨海默病的病情,对肠炎、乳腺癌、胰腺癌、结肠癌也有一定疗效。

4. 莓果类

　　莓果可以为身体提供很多抗氧化剂,从而起到延缓衰老和预防炎症的作用,可以预防心脏病、癌症、阿尔茨海默病。要选择新鲜的果实,而不是果汁。

5. 小麦胚芽

　　小麦胚芽富含镁,镁可以缓解压力、平衡心率、强健骨骼、保护甲状腺、预防糖尿病。

6. 黑豆

黑豆可降低胆固醇,每天为人体补充一半以上的叶酸和大量的钙、镁、铁和锌,而且降低了患心脏病和癌症的风险,并能促进食欲、调节血糖。

7. 燕麦

燕麦热量低,消化起来慢。燕麦中的纤维素、葡聚糖能够控制体重,预防糖尿病和心脏病。

8. 红薯

红薯可为人体补充胡萝卜素,不仅能增强抵抗力,保护皮肤免遭阳光的伤害,还能预防癌症。

9. 番茄

番茄含有丰富的番茄红素,它属于强力抗氧化剂,可以预防心脏病,改善皮肤细腻程度,预防子宫肌瘤。

10. 生姜

新鲜的生姜能够快速缓解恶心和呕吐的症状,尤其是在怀孕期间和手术后。也可用来防暑,防晕车、晕船。

11. 黑巧克力

黑巧克力中的可可粉含有大量的抗氧化剂,可以降低胆固醇和血液黏稠度,保持动脉弹性。建议食用至少含 70% 纯可可粉的巧克力,但每天摄入量不宜超过 50 克。

12. 绿茶

绿茶所含的植物性化学物质有润肠的作用,因此女性每天饮用 4 杯绿茶,可预防心脏病、中风、乳腺癌、结肠癌、脑肿瘤等疾病。而且绿茶搭配一定的低脂饮食,瘦身效果也很明显。建议自己泡茶,因为瓶装茶饮料中的营养物质已经在加工生产时流失了。

女性运动时饮水须知

考虑到女性对热量较为敏感,女性的生理结构也很特殊,建议女性在运动期间选择专业的女性健身饮料,这类饮料可以满足女性健身的基本需求,补充水分、维生素和电解质,增加膳食纤维摄入量并降低热量。

运动期间不要一次性大量补水,这样既不利于吸收,又会让胃部膨胀,影响膈肌活动,造成消化不良。要坚持少量多次的正确补水方法,最好饮用温开水,即便在夏天,也不能饮用冰水。

很多人认为运动时饮水会加重心脏负担,影响胃排空,其实这种观点是错误的。长时间运动时身体会大量排汗,血浆量也随之下降,因此要通过补水来增加血浆量,减少血流阻力,保证心脏高效率工作。

另外,运动中适当饮水不仅不会降低胃排空能力,反而会加强。所以,运动时补水是非常有必要的,当然你也可以在运动前30分钟补足水分。

常见的抗衰老食物

1. 鲫鱼
含有全面而优质的蛋白质,让皮肤更有弹性,减少皱纹。
2. 西蓝花
西蓝花富含抗氧化物、胡萝卜素及维生素 C,是极好的抗衰老和抗癌食物。

3. 冬瓜

冬瓜富含维生素C,能让肌肤柔嫩光滑,长期食用可抗皱。

4. 洋葱

洋葱可降低胆固醇,抗衰老。

5. 苹果

苹果富含维生素和糖,可预防皮肤发生疱疹,让肌肤更有光泽。

6. 圆白菜

圆白菜含有大量的维生素C和膳食纤维,可促进肠胃蠕动。

7. 豆腐

豆腐不仅富含蛋白质,其中的异黄酮还可预防乳腺癌。

8. 牛奶

牛奶含有维生素D和钙,可强健骨骼和牙齿。

9. 胡萝卜

胡萝卜富含维生素A,可让皮肤细腻光滑,也可改善发质。

10. 矿泉水

矿泉水有助于促进胆汁分泌,让你的皮肤更娇嫩。

11. 番茄

番茄可美白,增加食欲和防癌。

12. 贝类

贝类含有维生素B_{12},可以让皮肤保持弹性和光泽。

13. 菠菜

菠菜可以补血、增强体质、改善皮肤、排毒、稳定情绪、保护视力。

14. 橙子

橙子富含维生素C,能增加身体抵抗力,清除体内对健康有害的自由基,抑制肿瘤细胞的生长。

15. 麦芽

麦芽易吸收,可降低直肠癌、结肠癌的发病率。

16. 草莓

草莓有益皮肤,可缓解腹泻、减轻肝脏及尿路疾病。另外还可健齿,清新口气,润喉。

17. 大豆

大豆含有大量植物性雌激素,对女性健康有益。

18. 酸奶

酸奶能帮助消化,还可预防肠道感染,增强人体免疫力。

19. 香菜

香菜富含钙、铁、锌、钾、维生素A和维生素C,此外还可平衡血糖含量。

20. 巧克力

巧克力能让人镇静,心情愉悦。

常见的护肤食物

1. 白萝卜

白萝卜含有丰富的维生素C,能抑制黑色素合成,阻止脂肪氧化,防止脂褐质沉积,所以常食白萝卜能让皮肤白净细腻。

2. 蘑菇

蘑菇营养丰富,富含蛋白质和维生素,无胆固醇。多吃蘑菇可让女性雌激素分泌更旺盛,使肌肤艳丽。

3. 豌豆

豌豆含有丰富的维生素 A 原,而维生素 A 原能够在人体内转化成维生素 A,有滋润皮肤的功效。

4. 甘薯

甘薯含有大量的黏蛋白,且维生素 C 很丰富。常食甘薯可降胆固醇,减少皮下脂肪,健脾胃,益肾阳,补虚乏,益气力,有助护肤美容。

5. 胡萝卜

胡萝卜被誉为"皮肤食品",可以润泽肌肤。此外,胡萝卜丰富的果胶物质还可和汞结合,排除体内的有害成分,让皮肤细腻红润。

6. 豆芽

豆芽富含极易被人体吸收的微量元素和生物活性水,可以防止雀斑、黑斑的产生,美白皮肤。

7. 丝瓜

丝瓜滋润肌肤,可防止皮肤产生皱纹。

8. 芦笋

芦笋富含硒,能抗衰老,还能防治相关脂肪过度氧化的各种疾病,让皮肤更白嫩。

9. 冬瓜

冬瓜富含锌、镁等微量元素,可促进生长发育,让人面色红润,精神饱满。

10. 黄瓜

黄瓜是传统的养颜圣品,含有大量的维生素、游离氨基酸和丰富的果酸,可清洁和美白皮肤,缓解皮肤过敏,消除晒伤和雀斑。

能够防辐射的常见食物

1. 紫菜:抗辐射圣品

紫菜中含有硒,有抗辐射、抗氧化、抗突变的作用,多食紫菜可增强人体免疫力。

2. 大蒜:减少辐射损伤

大蒜尽管味道欠佳,但大蒜中含有很多硒,适量吃些大蒜可以减少辐射损伤,而且大蒜的抗氧化作用可匹敌人参。

3. 黑木耳:清胃、涤肠、防辐射

黑木耳中所含的类似胶质的东西,可以将沉积在人体消化系统内的杂质、灰尘及放射性物质吸附,然后聚集在一起排出体外,有清胃、涤肠、防辐射的重要作用。

4. 海带:抗辐射

海带的提取物海带多糖可以抑制免疫细胞凋亡,因此海带具有抗辐射作用。

5. 番茄:减少皮肤辐射损伤

番茄中的番茄红素能够通过猝灭侵入人体的自由基,在肌肤表层构筑一道天然屏障,从而有效地阻挡外界辐射和紫外线对肌肤的伤害。

6. 黑芝麻:增加细胞免疫

多吃黑芝麻可以补肾,增强体内的细胞免疫、体液免疫,从而让身体更加健康。

7. 辣椒:保护细胞的DNA不受辐射破坏

辣椒是一种天然的可抵御辐射的食品,吃辣椒不仅能调动全身的免疫系统,还可以保护细胞的 DNA,让其免遭辐射破坏。所以,时常吃辣有益健康。

8. 绿豆:有助于排除体内毒物

绿豆具有排除体内毒物的功效,而且还能加速新陈代谢,抵御包括电磁污染在内的各种污染。

女性营养失衡怎么办

1. 注意控制脂肪摄入

假如脂肪摄入太多,就会超重或肥胖,还会使女性的活动能力下降,严重影响工作效率。

2. 维生素摄入要充足

维生素对维持女性的生理功能起着非常重要的作用,所以要多食有益脑细胞和神经代谢的维生素 B_1、维生素 B_6,抗氧化的维生素 C、维生素 E 和 β 胡萝卜素等,这些物质都对提高工作效率很有帮助。

3. 矿物质供给不可少

女性在月经期不仅会损失红细胞,还会流失很多铁、钙和锌,所以在经期前后,要多补充钙、镁、锌和铁,以提高脑力劳动的效率。

4. 注意补充氨基酸

脑力劳动者要经常补给氨基酸。豆类、芝麻等含有丰富的谷氨酸及天冬氨酸,建议多食。

5. 保持苗条身材

就餐时选用较为清淡的菜谱,维持自己正常的饮食节奏,不能因为忙碌几餐不吃,也不要暴饮暴食。

6. 多喝水

多喝水可以促进消化，补充体内所需水分。要形成多次少饮的良好习惯，而且在早饭前喝一杯水，可以确保身体内水循环的重新启动。

7. 适当增加体育锻炼

利用闲暇时间进行体育锻炼，加大体能消耗，把平日里因饮食过多增加的重量消耗掉。假如天气允许，可以在节假日到森林或公园散散步。

经期的饮食原则

很多女性在月经来潮前都会出现下腹胀痛、乳房胀痛、忧郁、易疲惫、失眠等症状。我们可以通过经前和经期的饮食调理，最大限度地减轻经期不适感。正确的做法如下。

①月经前一周的饮食应营养丰富、清淡、易消化，建议多食鱼类、豆类等高蛋白食品，同时为了保证大便通畅，减少骨盆充血，应多吃水果、绿叶蔬菜，多饮水。

②月经来潮初期，女性会感觉腰痛、不思饮食，这时应选择一些易消化、开胃的食品，如面条、枣、薏米粥等。

③月经期间的饮食要易消化且营养丰富，以便于及时补充营养物质。

④女性在月经期会流失一部分血液。所以，在月经后应多吃富含蛋白及铁、钾、钠、钙、镁的食品，如动物肝、肉、奶、蛋等。

女性在经期不宜吃辛辣生冷等刺激性食品，以免引起盆腔血管收缩，致使经血量过少甚至忽然停止。为了防止女性在经期出现水肿、头痛等现象，建议广大女性在月经来潮前10天尽量吃低盐食品。尽量少喝含气饮料,以免因铁质缺乏,出现疲乏无力和精神不振的症状。烟酒等刺激性物质也会影响女性月经。如果长期不注意,会诱发痛经或月经紊乱,女性在这方面一定要注意。

孕期女性的饮食禁忌

①辛辣与刺激性的食物会给准妈妈带来胃肠蠕动加速、胀气、痔疮发作等不适,应避免。

②烟、酒、毒品可能造成胎儿发育不良、体重过轻,甚至先天异常,所以应尽量避免。

③准妈妈要少吃垃圾食物,尽管女性在孕期需要额外的营养,但并不能放纵口欲。这不仅会增加体重,让身材走形,还可能让胎儿变成巨婴,最终导致难产。饮食上要保证胎儿发育所需的营养,多吃鱼、肉、蛋、奶、蔬果等天然食品。

④在怀孕早期,如果每天喝咖啡或茶超过3杯,会让流产的概率增加一倍之多,因为茶和咖啡中的咖啡因极易致使胎儿畸形或流产。

即使习惯难改,也要避免喝浓咖啡或茶,试着将咖啡的浓度减半,同时减少喝的次数,直到完全不喝为止。最好用牛奶、开水、果汁来取代咖啡、茶。

孕妇要防止营养过剩

孕妇,是一个非常特殊的群体,在平日的饮食过程中,不但要重视营养的摄取,选择一些营养丰富的食物,而且还要对膳食结构、食品选择、饮食烹调以及饮食卫生等各方面多加留意,应当避忌的千万不能马虎大意,这样才可以孕育出一个健康而聪颖的小生命。

虽然孕妇适当地调理饮食,增加营养物质的摄入,可以促进胎儿发育,增强孕妇体质,但如果摄入营养过多,则会带来极大的危害。

有些孕妇一味地追求营养,造成营养过剩,最终使得孕妇血压偏高,胎儿过大(超过 3 500 克,称为"巨大儿")。我国目前的孕产妇死亡率为 0.488‰,其中最主要的原因就是由妊娠高血压引起的;另一个原因则是"巨大儿"带来的难产,分娩时间过长,造成产后大出血。所以,准妈妈们一定要谨慎小心,防止营养过剩。

能延缓更年期女性常见症状的食物

1. 大豆食品

由于大豆中含有大量的植物雌激素,可以帮助女性延迟更年期的来临,所以,女性应在保证饮食多样化、缓解心理压力的同时,多吃大豆食品,以此来延迟更年期的到来,同时减轻一些更年期症状。

2. 新鲜蔬果

新鲜蔬果中含有丰富的维生素 C,可以有效地阻止自由基的活动,为女性健康保驾护航,从而延迟更年期的来临。因此,女性要想减缓衰老的速度,就要在平时多吃新鲜蔬果,为身体提供充足的维生素。

3. 饮食禁忌

女性不仅要了解吃什么能够延缓更年期的到来,还要多多注意这些饮食禁忌。据专家介绍，女性减少食盐和甜食的摄入量，同时减少刺激性食物的摄入量，如辣椒、烟酒、咖啡、浓茶等，可以有效地延迟更年期的到来。

乳房保健

影响乳房发育的因素

乳房的生长发育主要受生殖内分泌轴系的多种激素的影响，如卵巢分泌的雌激素和孕激素，脑垂体分泌的催乳素、促性腺激素、生长激素，肾上腺和甲状腺分泌的激素等。如果上述器官、激素水平、腺体的功能和调节出现障碍，发育就会提早终止。

要判断乳房发育是否正常，必须要将其他第二性征结合起来分析。另外，乳房发育也会受营养、遗传、环境、气候条件等多种因素的影响。

缓解经期乳房胀痛的方法

缓解经期乳房胀痛有一个很有效的方法，那就是时常按摩乳房。对乳房轻轻按摩，能够让过量的体液重新回到淋巴系统。在按摩时，沿着乳房表面旋转手指，划硬币大小的圆，接着用手把乳房压入再弹起，这样可以有效地减轻乳房的不适感。另外，也可参考下列方法。

①改变饮食习惯可以缓解女性在经期的乳房胀痛感，尽量选择低脂高纤的饮食，吃蔬菜、谷类（全麦）及豆类的纤维，少吃盐。因为高盐的食物会致使乳房胀大，尤其是在月经期前7～

10天更要控制盐的摄入量。

②乳房疼痛的女性应避免利尿剂,虽然利尿剂的确促进了体液的排放,减轻乳房的肿胀感,但同时使用利尿剂也有很大弊端,如破坏体内电解质的平衡,造成钾的流失,而且还阻碍葡萄糖的形成。

③乳房疼痛的女性应选择较为稳固的文胸,因为文胸可以让已受压迫的乳房神经免遭进一步的压迫,从而缓减不适。

经期乳房保健

经期作为一个特殊时期,大多数女性都会在月经期产生乳房胀痛感,待月经期过去后这种胀痛感就会自然消退。这是因为在月经期,卵巢分泌的女性激素会刺激乳房,从而产生周期性反应。而且很多女性在月经初期,因乳房充血水肿产生痛胀感,月经结束后消失,这种相当规律的疼痛大多是生理现象,受内分泌的变化和精神因素影响。

在这段特殊的日子里,建议广大女性通过下列方法对乳房进行保健。

①女性的乳房在月经期间非常敏感,应避免外伤和挤压。

②放松身心,保持愉悦的心情,不要由于胀痛情绪紧张。

③假如乳房的疼痛和胀大感非常强烈,为了预防乳房受挤压加重疼痛,建议对胸罩的大小进行调整,戴尺寸稍大的胸罩。

④为了促进血液循环及淋巴回流,可以适当做些按摩,以此放松局部组织,从而促使炎症尽早消失。

妊娠期乳房保健

随着妊娠月份的增加,妊娠期妇女的乳房也会随之不停变化,不仅乳房的外形不断增大,体积和重量也会增加,而且硬韧胀满。乳头乳晕的颜色也不断加深,到妊娠末期乳房皮肤可能会出现紫暗色或白色的妊娠纹。

在妊娠 3 个月后,乳房会溢出少量初乳,而且有一部分人在妊娠末期会出现急性乳腺炎,导致乳房疼痛、红肿、破溃流脓等症状。在妊娠期还有一点令人担忧,那就是乳房中原有的肿物或新发生的肿物会迅速增长,即使得了乳腺癌在早期也不易察觉。

这些现象的出现,主要是受生殖内分泌轴系的多种激素影响。这些激素会促使乳腺组织产生很多小导管,而在小导管末端会形成膨大突出的腺泡,构成众多腺小叶。这些新的腺小叶的不断形成,致使乳房的体积不断增大,而增大的最终结果就是让乳房皮肤中的弹性纤维断裂,从而在乳房上出现妊娠纹。

哺乳期乳房保健

哺乳期作为一个特殊的生理时期,做好乳房的保健工作,对母婴二人的健康都有很重要的意义。哺乳期女性应主要留意以下几点。

①哺乳期女性要保持良好的精神状态,睡眠充足、生活规律、心情愉悦,以防受各种精神刺激和不良情绪的影响,让乳汁排泄和分泌不畅。

②哺乳期女性的饮食应注重营养,保证母婴二人的生理需

要,否则就可能出现缺乳、少乳,从而让婴儿的生长发育受影响;也会消耗过多的体内脂肪,致使形体消瘦,进而造成乳房萎缩。

③哺乳时,应采取左右两侧交替喂奶的方式,以免因过多喂某一侧造成乳房不对称。

④哺乳时,要尽量让乳汁排空。如果哺乳的时候,婴儿没有将乳汁完全吸完,就应使用吸奶器将其吸净,以免让乳汁淤积,致使细菌感染引起急性乳腺炎等。

⑤哺乳时要多注意卫生保健,防止因外伤、积乳、婴儿咬破乳头等引发乳房部位的急性炎症。另外,哺乳期母亲要尽量避免与苯、汞、铅、有机磷等有毒物质及同位素、X线等各种放射性物质接触,对各种药物慎用或不用。

⑥在哺乳期间,由于哺乳期乳房肥大,受重力的作用极易下垂,建议佩戴柔软的棉布乳罩,以此起到一定的托起、固定作用,以防乳房下垂。另外,棉布乳罩能够避免化纤织品的纤维尘粒侵入乳腺导管,从而防止乳汁分泌、排泄障碍。

⑦通常哺乳时间不宜超过1年,较为科学的方案为6个月到10个月。这样可以有效防止因长期哺乳造成的卵巢功能抑制,乳腺过度退化、萎缩,同时性欲下降。

绝经后乳房保健

很多人认为女性在绝经以后,随着卵巢功能的退化,乳房一天天地萎缩,腺体逐步进入平稳的老年期,其一生的任务也就完成了,理应退出"历史舞台",这一阶段的乳房是无须特别保健的。但事实上这是个错误的观点。正因为女性绝经以后,步入了老年期,才更应该重视乳房保健。这是因为45岁以后是乳腺癌的高发年龄段,因此,老年女性应具备更强的乳房保健和防癌意识。

老年女性绝经之后,体内的雌性激素就会随之减少,乳房也发生变化,如乳房松软下垂、皮肤皱襞增加、体积变小等。这个时期的女性要坚持每月进行1次乳房的自我检查,每年至少到专科医院进行1次体检,同时还要对乳房的细小变化多加留意,发现问题,应立刻去医院诊治。

另外,还应注意的是,老年女性由于更年期的原因,往往采用激素替代疗法来减轻更年期的不适感,但应谨慎服用激素,最好在医生的指导下服用。

乳房保健禁区

1. 忌受强力挤压

这一点要引起特别关注,乳房受外力挤压,不仅会对乳房内部软组织有所损伤,或让内部引发增生等,而且还极易使乳房外部形状改变,造成上耸的双乳下垂下榻等。通常可以通过两点避免对乳房的用力挤压。

①保持正确睡姿,女性的最佳睡姿是仰卧,切勿长期向一个方向侧卧,这样容易挤压乳房,而且还会造成双侧乳房发育不平衡。

②为了预防内部疾患,夫妻同房时,也要尽量避免男方用力挤压乳房。

2. 忌佩戴不合适乳罩

千万不要佩戴不合适的乳罩,或是根本不佩戴乳罩,这是保护双乳的必要措施,不可大意。要选择适合自己型号的乳罩,就要符合下列3点要求。

①佩戴乳罩不能有压抑感,也就是乳罩不宜过小,要选择能覆盖住乳房所有外沿的型号。

②乳罩的肩带不要太紧或太松,肩带材料最好是可松可紧的松紧带。

③乳罩凸出部分间距适中,距离不要过近或过远。同时,最好选择纯棉材料的乳罩,不要佩戴化纤织物乳罩。

3. 过度节食

乳房的内部组织大多是脂肪,只有让乳房内脂肪的含量增加,才能保证乳房的正常发育。部分女青年为了追求苗条身材,不惜一切代价地节食,有的女性甚至只吃素菜,最终致使乳房发育不健全,干瘪无形,即使做再多养护措施也无法补救。

4. 洗浴不得法

由于乳房四周布满了微血管,受到太热或太冷的浴水刺激都会伤害乳房,所以沐浴应选择温度适中的浴水。如果是盆浴或坐浴,就更不能长时间浸泡在过热或过冷的浴水中,因为这样会让乳房软组织松弛,也会让皮肤干燥。

5. 不锻炼

平时做些丰乳操,轻度按摩可让乳房更丰满。进行乳房锻炼的方式之一就是做丰乳操,这对于乳房已经发育成熟的女性非常重要。乳房内不含有肌肉,因此锻炼并没有增大乳房的功效。锻炼的初衷是促进乳房下胸肌的增长,因为胸肌增大能让乳房更突出,乳房看起来自然变大了。

6. 忌乳头、乳晕部位不清洁

女性乳房的清洁十分重要,长时间不清洁会引发炎症或皮肤病等。

7. 少女用激素类药物丰乳

少女处于一个生长发育的旺盛时期,卵巢本身就会分泌大量雌激素,假如还使用雌激素药物,尽管能帮助乳房发育,但也带来了极大的危险隐患。如果女性体内雌激素水平长期过高,会增大患乳腺、子宫体、宫颈、阴道、卵巢等癌瘤的可能。

8. 长期使用"丰乳膏"

一般短期使用丰乳膏不会引来大麻烦,但若是长期使用、滥用,或是轮换使用不同类型的丰乳膏,就会酿成以下恶果。

①会让皮肤萎缩、变薄。

②会致使色素沉着、月经不调。

③造成肝脏酶系统紊乱,减少胆汁酸合成,容易形成胆固醇结石。

第7讲
女性美丽与健康

"爱美之心,人皆有之",每一个女人都希望自己永远青春靓丽、光彩照人。为了达到这个目的,女性就需要做好外在护理和内在养身两方面的事情。因为只有这样内外兼修,女性才能越来越健康、越来越漂亮,继而保持愉悦心情,提高生活质量。

女性美容常识

护肤与健康

保持好的皮肤,不是一朝一夕能解决的,美容是女性一生的事业。事实上,肤色可以反映出一个人的身体状态,将身体调理好了,皮肤自然会光滑有弹性,散发出红润的光泽。

1. 养成饮食好习惯

要想皮肤变白,最重要的是养成良好的饮食及作息习惯。每天都要为身体补充足够的营养元素、维生素及水分,晚上尽量不熬夜,而且还要做好防晒工作。

2. 补血

有些女性的脸色时常呈现萎黄或苍白,这种症状大多是由于血虚造成的,一般血虚的女性易疲倦、头晕,有时还会心悸。食用具有保健功效的天然食品是补血的常见方式,如大枣、胡萝卜、黑豆、枸杞、金针菜、发菜、龙眼肉等。

3. 内调滋养

化妆品用再多再好,也不会达到内养调服的效果。俗话说得好,"女人是滋养出来的"。假如一个女人脏腑功能失调、精气不足、气血不旺、阴阳失调,就会出现肤色暗沉,产生色斑或皮肤水肿松弛等现象。滋养皮肤最好的方法就是食补,平时多喝水,吃蔬菜、水果,补充维生素及其他的微量物质,尽量少吃煎炸油腻的食物,不吸烟少喝酒,这样皮肤才能白皙、健康。

美发与健康

护发是每个女性都应该做的,那么怎样的护发方式才算健康呢?下面是专家给出的建议。

①头发最好隔天洗一次,每周洗3~4次,这样的频率较为科学。

②部分人从事的工作较为特殊,有很高的卫生要求,所以会坚持每天洗头。但不管是什么人,洗头的时候要重视洗发液的选择,尽量不使用碱性含量过高的洗发液,而且洗完头最好上护发素。另外,经常梳理头发可以促进血液循环。

③天天洗头不但不会起到护发的作用,还可能损伤头发。这是因为过勤地洗头会将皮脂腺分泌的油脂彻底洗掉,让头发和头皮失去天然的保护膜,从而影响头发的健康。

④很多人都有晚上洗头的习惯,但因为晚上的空气湿度较大,头发干起来比较困难,在你入睡时,头部的皮肤紧贴着枕头,头发里残留的水分无法通风挥发,所以,水分只能靠人体体温蒸发。水分不断侵蚀头部皮肤,会给头部皮肤带来不适感,因此应改掉晚上洗头的习惯。另外,在洗完头发后应擦干头发,或是用电吹风吹干,保证头发的清洁、健康。假如因为上班的原因必须晚上洗头,就要尽早洗,洗完后等头发干透再睡觉。

⑤在吹头发的时候,最佳距离是10~15厘米,不要让热风太靠近头发。如果想让头发蓬松拉高,建议尝试反方向吹干,这样你的发型就蓬松有型了。

另外,应尽量减少头发染烫的次数,因为染发剂会使头发内部结构失去保护,让头发内部的营养成分和水分流失,对头皮、毛囊和头发均有损伤，另外头发角质蛋白的变化会让头发失去弹性和光泽，发黄发脆，一年内染烫的次数不宜超过四次。

通常我们在染烫后，会闻到头发上有一股异臭味，这是染发剂中的巯基乙酸类物质造成的，这种物质不但刺激性强，容易引发过敏，还有可能破坏人体的造血系统，严重时会致使膀胱癌、淋巴癌、乳腺癌、白血病等疾病。

迅速美白存在的问题

皮肤白皙是中国人的一个重要审美标准，俗话说"一白遮千丑"，白是美的基本条件。所以，在古代医籍里就出现了对美白作用的药物记载。具有这些功能的药物是黄精、山药、天冬、茯苓、麦冬等，这些药物同样有补肾、补肝血的功能。这也说明，女性要想皮肤白皙，体内的气血就一定不能亏空。

而现代人的功利心太强，总是想通过在脸上涂抹化妆品，让其迅速吸收来实现美白的目的，事实上，可以被皮肤快速吸收的美白产品都是毒药。

的确存在快速美白的外用药物，这种药物就是"氢醌"，这种药物在医院的皮肤科有时也会用到，通常是为了解决燃眉之急，与内服的药物配合发挥作用，因此算是处方药。

氢醌的使用浓度、使用范围是需要医生把握的，假如使用不当，如时间过长或浓度过高，让美白效果扩大，脸上就会出现白斑，而且这种白斑是非常难去除的，一般会长期存留在脸上，让美容变成毁容。

美白饮食宜忌

1. 宜

①宜多吃薏仁、山药、黄豆、绿豆、酸乳酪、鱼腥草、柳丁、凤梨、苹果、梨、柠檬、银耳、蜂王浆、回春水、酵素、生菜沙拉等。

②每天喝 2 500~3 000 毫升水最佳。

③主食宜以五谷杂粮为主。

④保持肠道畅通,一天通便两次最佳。

⑤全素或是全素半年,营养应搭配均衡:五谷饭+豆制品+蔬菜类+菇菌类+海藻类。

2. 忌

①尽量少食煎炸、烧、烤的食物。

②少吃加工食品,如香肠、罐头、蜜饯等。

③少吃刺激性食物,如辣椒、胡椒粉、芥末、咖喱、麻辣火锅等。

④浓茶、咖啡要适量饮用,不可喝太多。

女性常见的护肤误区

1. 基本清洁要用有泡的东西洗脸

这是个错误的观点,因为皮肤表层存在着天然的酸膜,起着保护皮肤、防止皮肤水分流失的作用,还可以防止细菌进入,如果频繁使用有泡清洁用品就会将酸膜破坏掉。

2. 洗完脸不需要用爽肤水

这也是个错误的观点,爽肤水会增强酸膜再生能力,让皮肤更有水分和吸收力。

3. 有痘痘要用多泡沫的产品洗脸

这同样是个错误的观点,理由和上面相似。假如你没有酸膜保护皮肤,痘痘就会更容易生长,细菌也极易再生,同时皮肤失去水分会变得更脆弱,脸上的很多痘痘用微泡沫就已经足够了。

4. 年轻不需要用精华素

错,任何年龄都要养分。随着年纪一路增长,自我形成和补给能力越来越慢,不同年龄有不同的精华素。

5. 脸上都是油,我要控油

这样的理解同样不正确。因为油脂分泌不同的人分泌的分量也不一样,油脂旺盛并非都是油脂线活跃,也可能是细胞水分不足造成的,而其本身具备的功能会让油脂线分泌的油分控制在皮肤表层,以免裂开。如果你没弄清楚自己的皮肤属于哪一种,将越控越失控,结果只会让皮肤越来越干,反而产生更多油脂。

怎样防斑、治斑

女性形成斑点的原因有很多,可能由于雌激素水平失衡造成,也可能由于使用含金属成分过多的护肤品所致。建议使用下列方法进行祛除。

1. 防晒

祛斑最重要也最简单的方法就是防晒,使用遮光剂还能预防斑点反弹。除了外出涂 SPF 值为 15 以上的防晒霜外,还应带上防晒伞,必要时使用。在购买防晒霜、防晒油、防晒乳时,应根据自己的皮肤类型进行选择。

2. 勤去角质

虽然角质可以保护皮肤,但过厚的角质层会降低肌肤的通透性,使得祛斑产品吸收困难。尽量使用性质温和的去角质霜,一周使用1~2次即可。

3. 祛斑霜

选用口碑好和品质有保证的祛斑产品。要查看有无特殊化妆品用途的标志QG,同时留意保质期,选择祛斑时间与肌肤新陈代谢周期(28天)接近的祛斑霜,这样更安全和科学。

4. 退黑剂

旅游归来的人往往会黑一圈,这时可用3‰~5‰的氢醌霜,涂2周让皮肤恢复原状,但注意千万不能依赖这种化学药物,因为它只能清除表皮的色素,不能清除真皮层的色素。

5. 全身性维生素C滴注

静脉注射3~5克,能够让黑色素由深变浅,通常静脉注射20~30次后才能起到祛斑的作用。

6. 光子嫩肤

近年来光子嫩肤被炒得很热,将组合光打到皮下,能够击碎色素团,然后通过体内组织将其排泄或吸收掉。这种方法尽管方便,但不宜频繁使用,一个月做一次即可,而且一定要认准是正规厂家的仪器。

7. 专业护理

如果自己耐心不够,就让优质的美容院代劳吧,这样你在祛斑期间出现过敏等问题也方便解决,而且美容师会给你很多科学的建议。

科学补水除皱

1. 随时使用保湿化妆水

保湿型化妆水类产品中有易进入皮肤内部的成分,促进皮肤水分的存储。部分保湿专用的化妆水能够随时随地使用,让深层肌肤达到保湿润泽的效果。

2. 纸面膜上倒点保湿精华素

肌肤在下午一点到三点时会因干燥疲劳看起来了无生气。可以把保湿功效的精华液倒在纸面膜上,在脸上敷15分钟,很快你的脸就能恢复水嫩。

3. 保湿喷雾不可少

很多人都忽略这个步骤,但事实上保湿喷雾起着重要作用。尤其是整天吹空调、长时间面对电脑工作的女性,更要使用保湿喷雾。隔两三小时就喷一喷,可以让肌肤始终保持水嫩。

4. 泡一壶玫瑰保湿茶

与其喝白开水,不如为自己泡一壶美白润肤的花茶。将玫瑰花加黄金菊或矢车菊各2克,蜂蜜适量,在开水中浸泡出味后饮用。这道花茶有调节血液循环、滋补肝功能的作用,可以润泽肌肤,让皮肤水嫩动人。

脸部皮肤刮痧与经穴按摩

脸部刮痧能够美白肌肤,是因为刮痧让经络畅通,细胞更活跃,气血会把营养输送给皮肤。刮痧时体内的阳气带动热能,让角质层变柔软,从而排除脸上的废物,刮痧能够让你立刻拥有白净、细致、有光泽、有弹性的肌肤。

具体来说,刮痧步骤如下。

①刮痧前,先清洁脸部,涂上滋润物。

②让刮痧板与脸部呈90°,轻轻地将力道下沉2~3厘米,刮到脸上的气节。刮痧板的力道应下沉,不要上浮。

③用刮痧板在额头部位从下向上,由眉毛到发际刮,整个额头部位都应刮到。两颊将鼻子作为中心,横向刮痧,由内往耳朵方向,由上向下刮痧。

④水沟穴是子宫、卵巢的反射点,因此也要刮,刮痧的手法和刮脸颊是一样的。

⑤下巴也可进行横向刮痧,将下巴中间、鼻子下作为中心点,向左、右两边单方向刮痧。

另外,脸部经穴按摩同样能起到美白肌肤的效果。

四指握紧,虎口打开,大拇指指腹施力往下压,劲道深入皮肤5~6厘米为宜,然后指腹力量稍向外旋,停留3~4秒后再让指力慢慢放松。等指力完全放松后,再进行新一轮的按摩,直到脸部微微发热即可。

阳光与皮肤松弛的关系

90%以上的皮肤松弛都是由于受到太多的紫外线照射造成的,一种结果是形成光老化,另一种就是让体内产生大量自由基,皮肤被过度氧化后就会失去弹性,导致皮肤松弛。所以做好随时随地的防晒工作非常重要,而且平时也要多吃新鲜蔬果和富含胶原蛋白的食物。像胡萝卜、葡萄、番茄、绿茶、红酒等食物可有效地补充大量的天然维生素C来防止皮肤氧化松弛;猪脚等食物中含有大量的胶原蛋白,会加强皮肤的结构支撑力,也可为皮肤锁水保湿,让皮肤紧绷、更有弹性。

为什么会满脸菜色

我们通常会用"满脸菜色"来形容一个人脸色难看,主要表现为皮肤暗黄,甚至发绿,没有光泽。这主要还是因为人们忽略粮食的重要性,不吃粮食造成的。

在《黄帝内经》中就有记载,由于五谷是入脾经的,而脾是"后天之本",所以"五谷为养"是最重要的养生之道。脾气是中国人的一个薄弱环节,而疾病最容易通过这个薄弱环节侵入人体,与此同时脾还有另一个功能,那就是抑制病原菌乃至肿瘤细胞的生长。

中医里脾是主肌肉的,脾气足的人肌肉会很丰满,且富有弹性;相反,脾虚的人会被大家看作"手无缚鸡之力"的文弱书生。肌肉在短时间内骤减,会直接对主管肌肉的脾气造成伤害,这也说明,假如一个人脾虚到极点,可能就会让身体识别和抵抗细菌的能力下降,最终诱发败血症。

一些为了减肥不吃粮食的人,实际上就是在人为地使身体脾虚,尽管招致"败血症"的可能性不大,但迟早会造成脾气虚的后果,表现在皮肤上就是脸色差、没有光泽。

皮肤虽然可以利用化妆品来改善,让其变得细腻,但健康的光泽是修饰不出来的,因此脾虚的人会看起来死板、僵硬,了无生气。事实证明,想要拥有光艳动人的好皮肤,气色很重要。

黑眼圈与子宫状况

女性眼圈发黑,通常是因为子宫瘀血。月经期恰巧是子宫内膜脱落出血的时候,就算是没有瘀血问题的女性,在那几天也会或多或少地出现黑眼圈,这属于正常现象,月经结束后会自然消失。但如果黑眼圈严重,经血颜色也发黑,或是伴随血块,那很可能是子宫瘀血,须引起注意。

假如一个人不在经期眼圈也发黑,往往是因为子宫受过创伤,最常见的就是流产手术,多次手术自然会增加眼圈发黑的可能。尽管如今"人流"能够通过吃药来完成,很多人认为"药流"的流产危险和伤害都比较小,但实际上,药流和开刀的损伤是一样的。

流产不仅会致使子宫局部损伤,比如子宫内膜清除过程可能因医生的手法太重伤害到子宫壁,而且还会造成身体失调,如果保养不好,最常见的问题就是子宫瘀血,而这就成了黑眼圈出现的一大原因。

中医学认为,血遇寒则凝,寒和虚都可能引起血瘀。所以要想避免血瘀,首先就应保温,不受寒。这不光是指在流产恢复的特殊时期,在日常生活中也应防止寒邪侵身,加重血瘀。

有很多人都习惯了少穿,且不会感觉冷,但这给身体带来的伤害并不能从感觉上反映出来,就在你还未察觉时,寒邪就已经侵入你的身体,形成血瘀了。造成黑眼圈的另一个原因就是血虚,因为"气为血之帅",血虚的女性看起来总是有气无力,不忍重负,一点劳碌就会让其疲惫不堪,这样的体质也容易血瘀。

腹部保温与全身排毒

通常被大多数人熟知的毒素排不出的原因有:食肉过量、缺乏锻炼、便秘、水分摄取不足等,然而有一个最常见也最容易被忽视的原因,那就是受寒,尤其是穿露脐装、低腰裤的女性,盆腔、腹部非常容易受寒,从而成为一大健康隐患。

盆腔、腹腔内的血液占人体血流的70%左右,相当于人体的大血库。而且盆腔血管还有血管壁薄、弹性小的特点,所以血液流动的速度较慢。假如盆腔或腹腔在这时再受凉,血液流动速度就会更慢。而女性排毒靠的就是血液流动,如果排毒速度减慢就会造成毒素淤积。

因此,要想排除毒素、改善肌肤,除了少吃毒素含量高的食物外,一定要注意保温,别让你的盆腔、腹腔受寒,从而达到血流通畅的目的。

盆腔、腹腔受凉还会造成腹部坠痛,在月经来时更为明显。按压腹部两侧有明显疼痛感,这个症状疑似附件有炎症,但实际上属于"盆腔瘀血综合征",有这个"综合征"的女性盆腔静脉的血流明显缓慢,静脉也狭窄,而且这类女性大多有便秘。只有给盆腔、腹腔保温,血液通畅,才能让一切恢复正常,从而让皮肤彻底得到改善。

梳头要适度

梳头是中国的一种传统养生健身方法,临睡前梳头可以促进睡眠,让睡眠质量有所提高。

每天适度地梳头三四十下有利于头发健康,能够让头发定型,加快血液循环,还可以清除头发表面的灰尘和脱落的头皮屑。

经常用手指梳理头发同样是个好方法,利用手指梳理按摩头皮,能够起到行气活血的作用。你只需用手指像发梳一样由前到后梳理头皮,用合适的力度,直到头皮感到涨热为止。

应尽量使用木梳梳理头发,梳齿不宜过坚、过密,没必要频繁用力地梳头,这样容易让头发脱落。梳理的速度也要适中,不要太快也不能过慢,这样才能起到梳头预期的保健功效。

如果头发有些脏,或感觉很痒,不要通过梳头来清洁,最好立刻清洗头发。梳子要时常清洗,保持干净,最好人手一梳。梳子不要长期浸泡在水中,清洗后,要用干毛巾擦拭干净,放在阴凉处晾干。

美容整形小常识

1. 适宜进行美容整形手术的时间

内眦赘皮矫正术、重睑术、隆颏术、隆鼻术、驼峰鼻矫正术、隆乳术、吸脂塑形术等美容手术,最好在18岁以后进行;面部除皱术应在面部皮肤松弛、皱纹较多时实施,最好在35～40岁;上睑下垂如为单侧时,手术要在早期进行,一般建议1岁左右,以免造成孩子弱视,双眼同时罹患时在5岁左右就要接受手术治疗;先天性肌性斜颈2岁前保守治疗,如果无效就要考虑手术治疗;唇裂术后继发畸形矫正术应分别在11～13岁和18岁左右进行;瘢痕的治疗通常要在瘢痕软化稳定后进行手术,一般应在病症形成半年后视病情而定,存在严重功能障碍时,就要尽快接受手术治疗;体表肿物一般发现后就要及早手术;招风耳、杯状耳及小耳、无耳等耳部先天性畸形均可于6岁后进行手术治疗。

2. 接受美容整形外科手术应做的心理准备

在手术前一定要了解和咨询该手术的术前和术后各事项的安全性。将具体手术费用、恢复时间长短、术后效果大致如何、可能出现的并发症等问题考虑成熟后再确定是否要接受手术。

3. 美容整形外科手术后的注意事项

①通常术后尽量不食用辛辣食物或刺激性强的食物,也不能在48小时内使用如阿司匹林、人参、当归等活血化瘀类药物,术后1周内不宜饮酒、吸烟。

②术后要注意休息,不要做较剧烈的运动,按照医嘱确定休息时间的长短。

③手术部位的包扎或加压敷料,不要自行拆除,术区在拆线前不要接触水,保持干燥。

④手术后应定期复查,及时更换敷料,保持局部清洁,并且按时遵医嘱服用药物,切勿自行停药。

✖ 饮食、运动与减肥

控制饮食

饮食合理对于减肥非常重要,要想减肥后不反弹,就一定要在饮食上多加留意,明白哪些东西可以吃,哪些东西不能吃。养成良好的饮食习惯,不仅能够减肥,还可以达到养生的功效。

①早餐很重要,必须吃早餐。为了避免发胖,最好选择全麦面包、豆奶、低脂和脱脂牛奶、白煮鸡蛋、不加糖的麦片、玉米这些食物。另外最好不要吃包子(包括小笼包子)、馄饨这些面食,因为它们的外皮含有大量淀粉,肉馅又都是肥肉,极易发胖。

②拒绝咖喱、肥肉、糖醋料理和荤汤,但红烧肉可以适当吃一些。油炸、火锅、烧烤、腌制和麻辣类的食物也不要吃,另外炒

土豆丝、藕片等也应避免。

③很多减肥中的女性喜欢用水果代替正餐,这种做法并不科学。因为水果中糖分较高,吃多了会阻碍减肥,而且有些水果中含有大量淀粉,吃多了会有饱腹感。如菠萝、荔枝、香蕉、芒果都不要吃。

④猪脚和鸡爪无须避忌,因为猪脚和鸡爪的皮是胶原蛋白,并不是肥肉,所以吃猪脚和鸡爪不仅不会发胖,还可以美容。

⑤睡觉前4小时不宜吃东西,喝水也应感到渴时再喝,坚果、花生、瓜子、开心果、腰果、核桃等零食不要吃。

⑥"汤、糖、烫"的食物都不要吃。女性在减肥期间,应少喝汤,尤其是荤汤更要少喝;料理少放糖;而且不要吃烫的东西,因为烫的食物热量很高,而且还会刺激口腔黏膜和食道。

⑦辣肉面、汤面、大排面等面食尽量少吃,因为汤中油水太多,而且烫的时候吃热量高,其中的辣肉也是肥肉搅成的,所以还是不吃为妙。

运动锻炼

运动锻炼在任何一种成功的减肥方法中都不可缺少。塑造苗条体形的运动方法,应选用有氧运动加一些举重练习的运动方案,来让那些隐藏在多余脂肪下的肌肉得到锻炼。

如果你想消耗掉身上的脂肪,就不应选择减轻负荷、重复多次的运动。重复低负荷的锻炼不但不能刺激肌肉生长,还会致使新陈代谢率下降。

有氧运动是一个比较好的选择,它可以帮助消耗脂肪。那么,有氧运动做多少合适呢?可每周进行3~5次30分钟的有氧运动,每次控制心率在目标心率范围之内,这样你每周就能够多消耗掉 3.8～6.3 kJ 的热量(具体由个人的体重和实际运动强度而定)。

假如你已经厌倦了蹬脚踏车、跑楼梯等运动,或是在你的心率达到目标心率范围上限之前你的腿部肌肉就支撑不了了,建议你选择间隔锻炼法。先进行 2～3 分钟的剧烈运动,然后用 1～2 分钟的时间恢复,然后再接着运动,这样重复 30 分钟。剧烈运动能够让你的心率上升并一直保持在一个较高水平,即便在短暂的恢复时间内也不可能降下来。

恢复苗条身材并不是轻而易举的事情,只有扎扎实实地运动锻炼,才能最终摘下胜利的果实。

减肥的原则

所谓"冰冻三尺,非一日之寒",肥胖也不是在朝夕间形成的,减肥同样也是一个漫长的过程。

①首先要弄清楚自己肥胖的原因,这是成功减肥的关键。是因为吃得太多,还是体内能量消耗得太少,还是长期吃夜宵造成的?即使每天增加微乎其微的 5 克,日积月累起来,一年也会长 2 千克肉,5 年就会长 10 千克!

②了解一些科学减肥的知识。目前,减肥市场鱼龙混杂,减肥产品或工具良莠不齐,如果不注意判别,很容易对身体造成伤害。所以,想减肥的女性首先应了解一些减肥的常识,避免上当受骗。

③减肥应持之以恒,减肥不可能在几天内效果明显,只有下定决心,长时间地坚持,才能最终实现减肥的目标。

④任何一种减肥方式都不能牺牲身体健康。

⑤要为自己设定近期容易实现的目标,该目标要确保稍经努力便可以实现,从而达到自己的预期。体会减肥成功的喜悦,会让你对减肥成功更有信心。即使每天减掉3克,一年至少能减1千克。

⑥减肥是为了追求健康。事实上,对于很多单纯性肥胖者而言,致使肥胖的主要原因就是生活方式有问题。要么是运动不足,要么就是饮食方式不合理。相信大多数女性通过运动锻炼、调整饮食习惯,体重都会恢复到正常水平。

其他减肥措施

1. 根据体质,选择温热性减肥食品

寒性体质的女性,要尽量吃"温"和"热"的食物,如南瓜、豆制品、韭菜、姜、苹果、葡萄等。这些食物能促进体内的新陈代谢,帮助减肥。体寒、肠胃不好的女性不要吃寒凉性食物,在减肥期间应多饮姜片和红茶水。

2. 提高睡眠质量,提高新陈代谢

充足的高质量的睡眠不仅对减肥非常重要,对工作和健康的影响也不容忽视。下面是保证睡眠质量的几点提示。

①睡前不要吃东西。

②有规律的作息时间。

③关灯睡觉。

④坚持运动,舒缓压力。

3. 每天保证喝充足的水

每天多喝水有利于身体排毒,从而帮助减肥。正常人每天平均耗水量为2 000~2 500毫升,同时体内物质氧化可生水

300毫升,故每日补充2 200毫升水即可,饮食中的含水量也包含在内。而夏天需要3 000毫升左右的水,才能满足体内需求。

另外,早餐之前喝杯白水、淡蜂蜜水或是加纤维素的水,可以加快肠胃蠕动,将前一夜体内的代谢物、垃圾排出体外,从而防止小肚腩出现。

减肥药的害处

近些年来,人们的生活水平有了明显提高,饮食习惯也发生了很大变化,大鱼大肉成了家常便饭,致使肥胖人群的队伍日益庞大,挺着"将军肚"、喘着粗气行走的人随处可见。由于身体的肥胖,很多人患上了冠心病、高血压及糖尿病等"富贵病"。渐渐地,减肥变成一种社会风尚,各种减肥茶、减肥药、减肥器、减肥液应运而生,令人眼花缭乱、目不暇接。

实际上,减肥药只有两种类型,一种是通过药物来实现减肥的功效;另一种是通过利尿剂或泻药达到节食减肥的目的。在成千上万的减肥产品中,只有非常小一部分减肥产品既能达到减肥的效果,又不会对身体产生严重副作用,大部分减肥产品都有很大的副作用。

1. 通过药物减肥的副作用

有些减肥药会抑制肥胖者饮食的中枢神经,让减肥者产生厌食感,服药者看到食物就会感到恶心、呕吐,从而减少进食量,达到减肥的目的。

长期服用这种减肥药会致使体内营养不足,而且还严重损伤内脏,造成内分泌失调。另外,长期服用此药物会产生依赖性,患上严重的厌食症,一停止用药体重立刻反弹,比之前更重。

2. 通过泻药或者利尿剂减肥的副作用

很多女性选择服用泻药或者利尿剂进行减肥，这种药在刚服用时，确实有一定效果。实际上，减肥者体内的多余脂肪并不会因腹泻或者尿液排出体外，只是把正常代谢的水分强行排出了体外，从而让减肥者出现口干舌燥、浑身乏力、头晕眼花及腹痛等症状，对人体的伤害是不可估量的，且停药后体重会迅速反弹。

所以，肥胖者选用减肥产品时千万要谨慎小心，买那些副作用大的产品，不仅花冤枉钱，还严重损伤身体。

减肥时馋了怎么办

在减肥初期，由于还在适应阶段，无法有效控制食欲，总想吃些零食解馋，还有的女性干脆用零食犒赏自己减肥的辛苦。因此我们要尽量选择低热量、低脂、新鲜的食物食用，以免影响自己的减肥效果。

1. 新鲜的食物

像水果、蔬菜、五谷、根茎类都可以，你还可以烤一片高纤土司面包，烤个不加奶油的马铃薯，或是自己做一个清凉又健康的水果果冻。

2. 市售产品方面

在购买时一定要留意包装上的营养标识，比较清楚食物所含脂肪、热量的多少再进行购买。

3. 几个嘴馋点心的做法

（1）烤苹果

去除苹果中间的核，用叉子在苹果上穿几个洞，然后包上保鲜膜放到微波炉里加热5~6分钟。

(2)优酪水果

将市售的低热量脱脂的优酪乳淋在切好的水果上,在冰箱冷冻室中放一会儿就可以食用了。但也应注意,水果和优酸乳也有热量,要适度食用。

减肥食谱的搭配

1. 减肥食谱

(1)早餐:牛奶、瘦肉、豆制品、鸡蛋、小菜

这些美味又营养的食物不仅可以为身体补充丰富营养,而且还对瘦身有很大帮助。要想减肥,合理搭配早餐一定不能少。

(2)午餐:菜、肉结合

很多人觉得减肥时不应该吃肉,其实这是错误的观点。长期不吃肉,会让体内营养失衡,造成身体营养不良。美味又营养的鱼肉和瘦肉,吃后并不会发胖,而且能为身体补充所需的营养。午餐搭配均衡非常重要,但不宜吃太饱。

(3)下午餐:茶水、糕点

由于过于饥饿,下午三四点钟对于女性上班族而言,是个煎熬的时刻。多数减肥的女性都选择硬着头皮忍着。事实上下午茶的时间完全可以吃一些小糕点,适量吃一点是不会长胖的。

(4)晚餐:豆制品、蔬菜、水果

要想有效的减肥,晚餐时就必须坚持少吃的原则,适当地补充营养丰富的蛋白质,然后摄取一定量的美味食物。另外,新鲜的蔬菜和水果是晚餐非常好的选择。

2. 减肥食谱搭配原则

减肥过程中的饮食搭配原则,即尽量少吃含有大量淀粉的食物,而且一些高脂肪、高糖分的食物也应少吃。另外,保证足够水分的摄入,可以缓解便秘症状,同时对瘦身也有帮助。

喝茶是减肥的一个好方法,不但可以促进体内毒素的排出,也有利于达到瘦身的目的。

第8讲
职业女性健康

新时期的女性和传统女性迥然不同,她们独立、干练,已经能够和男性一样在外面独当一面,承担起家庭和工作的双重压力。加班、熬夜、各种家务、累心的子女教育以及交际应酬时刻威胁着她们的健康,拯救广大职业女性的健康已经迫在眉睫。

◪ 职业女性健康与压力

职业女性常见的心理疾病

女性心理疾病的发病率明显高于男性。下列这5种心理疾病是职业女性最容易患上的心理疾病。

1. 焦虑症

焦虑症是女性最为普遍的一种心理疾病,主要是在工作或家庭中受挫,人际关系冲突,或是亲人病故等较强的心理因素刺激下发病。通常的心理表现为:缺乏安全感,心情沉重,总感觉别人要迫害自己,总预感到坏事要发生,有种大祸临头的感觉,从而情绪波动,心烦意乱。与此同时,还会有植物神经功能紊乱的躯体症状。如四肢发凉、手脚麻木、食欲不振、胃部有烧灼感、胸部有压迫感。

2. 神经衰弱

神经衰弱主要是过度紧张、思想负担过重和极度疲劳致使大脑高级神经中枢失调的一种疾病。神经衰弱通常表现为:经常头晕、头痛、烦躁,容易疲劳也容易兴奋,精神萎靡,失眠,注意力不集中,记忆力减退等。

3. 抑郁症

任何人都可能被这个病缠上,通常抑郁症发作是由众多生理和环境因素相互作用共同造成的。另外,大脑神经传递物质血清素的不足,让人陷入沮丧情绪中也会造成抑郁症。

4. 癔症

癔症也叫作分离性障碍,是一种由精神因素作用于易感个体引起的精神障碍。癔症的常见症状有:意识模糊、胡言乱语、阵发哭笑。严重者会撕咬衣物、抓自己的头发、撞墙、打滚。患者有时还会出现感觉障碍、运动障碍。

5. 更年期综合征

女性的更年期又叫绝经期,从心理方面看,更年期表现为烦躁激动、精神紧张、情绪波动大、焦虑、易怒等;生理方面会头晕目眩、感觉忽冷忽热、失眠耳鸣、四肢发麻、心慌手抖、疲劳乏力等。

从梦境看你的压力有多大

如果你最近经常做梦,或是重复地做一个梦,很可能是你的心理健康出问题了。频繁做梦的主要原因是压力过重,尤其是女性和私营企业家,很容易患上"梦疾"。下面就来分析压力大的女性经常做的几种梦。

1. 梦回考场提示晋升压力

很多人都有过梦回考场的经历,考试隐含的是在职场上面临着进一步的跨越。处在激烈竞争压力下的女性,个人提升和发展是她们最关心的问题,多次出现做同种梦,就是一种压力的转化,这意味着你的职业生涯正在或即将出现一次变动。

做这类梦的人通常有较强责任心,对事业有一定追求,对自己要求高,有进一步发展的强烈愿望,但实际情况往往不容乐观。

2. 跋山涉水影射职场境遇

20%～30%的"梦疾"患者都曾梦见过自己在爬楼梯、过高山、过大河。事实上,在梦境中的跋山涉水很常见,梦境可以反射出你的压力,因此,当受到这些噩梦困扰时,就要引起注意,尽早找到压力的来源。

3. 压力越大梦越离谱

你的压力越大,梦境的夸张程度就越大。当抢劫、凶杀或是一些神鬼异象频繁出现在梦里时,你就应该提高警惕了,这或许意味着你承受压力的能力已经到达了极限。

很多人都会做一些非常离奇古怪的梦,但仔细分析起来都是有迹可循的。另外人际关系紧张也会让梦境的奇怪程度增加,通常这类人时常会梦到刀光剑影的血腥场面,或是和坏人你死我活地拼杀。白天夜里的双重紧张会让你更加不适,所以一定要想办法舒缓压力,否则不仅会损害健康,还会影响你的正常工作。

压力源于"不合群"

工作中的合群性主要与一个人从小是否习惯集体生活、是否具备与人沟通的能力有关。不善于和人沟通的职工通常较为孤僻,也较少与家人交流,未学会和人沟通的艺术。

这类型的职工在工作岗位上处于与人缺乏沟通的状态,一直等着别人主动靠近自己,基本上不主动交流。长此以往,同事们可能觉得他不爱说话,渐渐地疏远他。这时他就会感到孤独和被排挤,心理压力自然会随之增大。

如今的很多工作都需要几个同事配合完成,如果不善于与人交往,那你只能单打独斗,资源得不到充分利用。相同的工作,不合群的人做起来就要比常人付出更多努力,那你承受的压力也要比常人多。

不善于与人交流的人由于长期处于封闭状态,别人的情感和心理无从了解,因此说话总是站在自己的角度。这类型职工普遍敏感,时常觉得自己被伤害,将没有处理好的情绪带到工作中,总是期待别人的格外照顾。

实际上这种想法是非常不现实的,在人际关系上碰壁,别人并不是故意伤害他,是他自己不接纳自己,进而感到别人无法接纳他,久而久之,众人就会对他敬而远之。这也是很多人感到"压力"大的原因之一。

不善于人际交往的人要想减轻压力,首先就要直面人际交往问题,在生活的小细节中学习与人沟通的方法与技巧。

另外,在交往中不要对自己要求苛刻,也不要太在意别人的看法。放松神经,你就会发现,别人其实很乐于和你交流,从而工作压力也缓减不少。

提高情商、减轻压力

大多数人认为,一个人能否获得成功,最重要的就是智力水平,也就是智商越高的人,成功的可能性就越大。然而近年来心理学家们却得出结论,情商的高低也会对成功产生巨大影响,其作用有时甚至会超过智力水平。

一个人假如无法将情商和智商二者都调整好,就很难成就一番事业。因为现代社会的竞争环境日益复杂,高智力并不足以应对所有问题。现在的年轻人中很多都智商高、脑子灵,但他们中的大多数情商都不高,因此不会控制自己情绪,抗挫能力差,易冲动,致使人际关系紧张。

情商包括的具体内容有人际关系的处理能力、情绪的自控性、自我了解程度、挫折的承受力以及对他人的宽容与理解。

情商不同于智商，你可以通过学习来提高情商水平，具体步骤如下。

①了解自己的情绪。

②控制自己的情绪。

③激励自己。

④了解别人的情绪。

⑤维系融洽的人际关系。

情商在一个人的成长、成熟之路上非常重要，积极情绪指的是我们因受外界刺激、心里产生满足感，由此形成的愉悦感受。保持积极的心态、抵抗坏情绪是需要一定智慧和心理素养的。

如何让职场女性看上去不累

1. 养成乐观大度的良好性格

人际关系复杂是造成"太累"的一个重要因素，所以，要尽量协调好与人、与单位的关系，让自己、同事及单位处于一个良好的状态中。在紧张复杂的工作中，要保持心态平和，培养乐观、开朗、大度的性格，要持宽容的心去接纳别人。

在积极调整心态放松身心的同时，还应增强自己的心理素质。尽量控制情绪波动，用积极健康的心态面对工作和挑战，也可培养一些如打球、爬山、看电影、游泳、下棋的兴趣。有效地转移注意力，有利于消除疲劳。

2. 调整目标或期望值

之所以"太累"，可能是因为工作量大造成的，也可能与你自身处理问题的方法和态度有关。应将工作和生活做一个明显的划分，下班后就要充分休息，不想工作的事情。参加一些户外活动，和家人、朋友聊天，泡热水澡，利用各种方式发泄自己的情绪。

如果长时间感觉累，就应重新为自己定位，根据实际情况，重新设定自己的目标。特别是有工作狂倾向的人，更应调整生活重心，让自己回到正常的生活、工作轨道上来。

3. 寻求心理医生治疗

如果已经存在心理问题，就要多向家人、知己倾诉，问题严重者建议寻求心理医生的治疗。另外还可以参加一些心理学的学习与培训，这也要求我国的相关部门和企业应为职工提供更多心理学学习的机构和机会，及时消除职工的心理问题，避免职工长期陷于"太累"的困境。

4. 食物减压

某项医学研究证实，有些食物可以有效地缓减压力，如含有DHA的鱼油，而鲑鱼、黑鲔鱼、鲐鱼、白鲔鱼是其主要来源。

另外，硒元素也可以达到减压的功效，大蒜和金枪鱼都富含硒，维生素 B_2、维生素 B_5、维生素 B_6 以及谷物都有减压功效。

也可在工作之余，喝冰咖啡，放松心情。但专家指出，食物减压务必要持之以恒，形成饮食习惯，1个月之后才能有所成效。

5. 暴力减压

可以随身携带一个小橡皮球、网球或其他小玩意，当压力过大需要发泄时就拿出来捏一捏、挤一挤，这比捶桌子、歇斯底里地撕废纸要环保得多。

6. 睡眠减压

只有精力旺盛，才可以有效地对抗压力，所以睡眠对缓减压力至关重要。假如外界噪声影响你入睡,可想办法制造"白色噪声",如将电视机小声地开着,让其声音盖过外面的噪声。另外睡前不宜吃太多食物,否则会影响睡眠。香蕉、热牛奶、火鸡精肉、金枪鱼、中草药茶等都有催眠作用。

7. 写作减压

你可以将自己的烦恼写出来,内容可以是你的压力体验,也可以是你在心理、生理上遇到的任何困扰。很久之前就有实验称,将烦恼、压力写出来能够让心态更加积极、减少患病几率,写作是个方法简单、效果显著的减压方式。

撒娇心理学

撒娇心理学是一种策略游戏。撒娇讲究以柔制刚,以退为进。当你的自我保护机制降低时,就能够达到软化对方的目的,让人放松警惕,不再挑剔你,这一招最容易赢得同事的信任和认同。

另外,还要学会对自己撒娇,将自己从压力中释放出来。当你处于自我认同和满足的状态时,就会感觉更自在,这一点只有情商有所提升后才能做到。

上班族每天都有太多事情需要担心和忧虑,有时候非常希望被呵护,以此来缓减压抑和不安情绪。而等待他人安慰自己不太现实,不妨先学着自己安慰自己。偶尔向自己撒个娇,对着镜子做鬼脸,像哄小孩一样逗自己开心,可以增强自爱能力和抑郁抵抗力,让自己成为最可亲、最可靠的心灵伙伴。

撒娇可以有效地缓解心理压力,让自己的心灵得到慰藉。只有先懂得了爱自己,才会懂得如何接受别人的爱,活得自在从容。

撒娇对心理健康的意义就在于,可以有效改善人际关系和自我沟通关系,无伤大雅地放松身心,一笑解千愁。

◩ 职场女性健康须知

女性常见的健康陋习

女性由于平时工作忙碌,或其他的原因,难免形成一些容易忽视的陋习,在一定程度上危害职场女性健康,下面就来总结一下这些陋习。

1. 习惯不卸妆就直接补妆

很多职场女性都有补妆的习惯,一天补好几次妆,每次都是只拿化妆镜、粉扑、唇膏就开始补妆,事实上这样做有害健康。因为外界的大量粉尘、细菌这时候已经侵入到你涂在脸上的化妆品里,同时皮肤也会分泌油脂、汗液,所以直接补妆只会进一步污染皮肤。

最好在办公室里备一瓶卸妆油,在补妆前先卸妆,待卸完妆后,尽量让皮肤轻松呼吸几分钟,然后再上妆。假如时间不允许,补涂口红即可,它同样能起到补妆的效果。

2. 朝九晚五高跟鞋不离脚

很多女性上班时要穿职业装,为了搭配职业装,每天上班时就得穿高跟鞋,直到回家才换鞋,也就是每天你都要穿十几个小时的高跟鞋,这会严重损害你的身体。

最好在办公室里准备一双舒适的平底鞋,这样可以保证一定时间里你的足部是放松的。但注意不要连续三天穿同一双鞋子,以保持脚部卫生。

3. 手机长时间接电话

手机一般待机的时候辐射较小,通话时辐射明显增大,而当手机正在拨号而还未接通时,手机辐射达到最大,其辐射量是待机时的3倍左右。这些辐射极有可能改变人体组织,伤害人体健康,所以接电话时尽量使用耳机。

女性健康保健的要素

想要有效预防职业病,应从以下10个细节着手。

1. 适时离开

现在"过劳死"的比例日益增大,为了身体,千万不要做工作狂。

2. 电话放在一起打

早上全设成语音留言,然后留出时间——回复,这样能够防止你在专注做一件事情时被不断打扰。

3. 睡前放松你的神经

在睡前1小时关掉电视,因为看电视会刺激你的大脑,致使你难以入眠。

4. 固定你的工作流程

将解决问题,下属汇报工作,或是监督工作进度的时间,都设定在每天的固定时段内,这样可以避免工作内容混乱,节省精力。

5. 明确职责

当你要做一件事情前,先要判断这件事是否属于你的职责范围,不要为自己包揽太多的额外工作。

6. 定期检查你的电脑，给电脑减压

删除过期文件、清理碎片、查杀病毒、安装需要的软件，卸掉不必要的软件。

7. 把搞笑邮件放到一边

如果你收到很搞笑或有些八卦的邮件，不要急忙发给其他同事，因为这样你会收到更多同事和朋友的搞笑邮件。

8. 按计划行事

每天将自己要做的事列出一个清单，设定做某事的固定时间。

9. 清楚自己何时效率最高

大多数人早上的工作效率最高，但假如你的生物钟稍微靠后了一些，就晚一些吃中午饭，趁办公室里非常安静时，再做一会儿工作。

10. 必要休息

人持续高效工作的时间一般不超过 1 小时，而余下的时间尽管你还在工作，但效率却一般，在这些时候不妨适当休息一下。

女性需要保养的部位

1. 颈部

颈肩是女性最为性感的诱惑，然而不少女性都深受双下巴、零锁骨、深刻颈纹的困扰。颈部保养和脸部保养几乎没有差别，应该先清洁去角质，以增加皮肤亮度，轻柔按摩让肌肤更紧实有弹性，然后再通过保湿来防止干纹。另外，防晒工作很重要，可以避免肌肤提早松弛老化,将肌肤保养延续到颈肩部位吧。

2. 肌肤

拥有完美肌肤会为你加分不少,让你的肌肤更有触感。为了避免肌肤出现暗沉、粗糙干燥、红痒脱皮等现象,一定要做好去角质、按摩、保湿等工作。

身体肌肤表面积较大,所以很容易受环境影响,致使水分皮脂流失,从而让肌肤的防御能力降低。即使你没有很多时间花在身体保养上,也应在每天洗完澡后,立即涂抹一层乳液,无论是保湿、紧致还是塑身,都可以为你的肌肤快速补充流失掉的水分。

3. 手部

手部作为第一次接触的制胜关键,需要女性高度重视,以免造成手干燥、龟裂、粗纹、局部暗沉。

由于手部的油脂分泌少,且时常曝晒在外,所以手部同样需要一定的保养,在温度、湿度下降的冬天尤为明显。护手霜应选择含有维生素 B_5、乳木果油、爪钩草等植物成分,这样能够起到更好的滋养修护作用。

4. 背部

背部保养主要以收敛肌肤、清洁控油为主,只要调节好皮脂分泌,就能够缓解毛孔粗大、长痘痘等问题。由于背部油脂旺盛,所以应避免使用滋养型的身体乳液,最好使用清爽保湿的产品,并定期去角质。

女性工作失败后的身心调解

通常引发女性压抑情绪都是一些极小的琐事,但很多人却觉得是"过不去的坎儿"。当被众多事情困扰时,不妨适当休息一下。主动请假,调整自己,放松身心,这样或许能让你找回久违的快乐,提高工作效率。

心理暗示也是一种非常好的调节方式。心理学研究表明,暗示可以影响人的心理活动和行为,内部语言能够引导或阻碍人的心理和行为。自我暗示也就是在平时自己安慰和提醒自己,如对自己说"不要着急""别怕失败""其实一切都很好""都会过去的"等,这种方法可以减轻你的心理压力,消除不良情绪。

找一个倾诉对象,把心中的苦恼全部宣泄出来,从而得到一次彻底释放。可以与朋友相邀喝咖啡、品茗,彼此倾吐,并互相宽慰、指点对方。和父母、家人相聚,感受家的温暖,也能帮你忘掉烦恼。

听音乐也是一个很有效的方法。作为人类最美好的语言——音乐,可以让听的人心旷神怡,沉浸在一场听觉盛宴中抛去烦恼。放声唱歌可以达到同样的效果,让内心的苦闷得以宣泄。

办公室常见视力问题

1. 视疲劳

主要症状:眼部干涩、异物感、视物模糊、畏光流泪、眼皮沉重、眼胀痛及眼部充血等,严重者还会出现头昏、头痛、恶心、食欲不振、注意力不集中、记忆力下降、精神萎靡以及指关节麻木和颈肩腰背酸痛等全身症候群。

应对措施:工作1小时要休息10~15分钟,以防用眼过度。时常眺望远方,放松睫状肌,缓解眼部疲劳感。也可做眼保健操,按摩一下眼部周围的穴位。

2. 干眼症

主要症状：眼部干涩、异物感，同时伴随眼睛痒、烧灼感、红痛、畏光、容易疲劳、视物模糊并有黏丝状分泌物等。

应对措施：通过擦洗和按摩来清洁眼睑，局部可使用激素滴眼液或抗生素滴眼液，严重者还应使用人工泪液。干眼症属于压力型病症，所以应避免连续工作、长时间看一个地方，应在工作之余适当休息。

3. 眼白充血

主要症状：眼部异物感、干涩，以及视物模糊、灼烧感。

应对措施：在眼部进行冷、热敷，滴几滴具有收缩血管作用的眼药水，让大便保持通畅。

4. 慢性结膜炎

主要症状：由结膜炎症引起，表现为眼睛痒、有异物感、迎风流泪、眼周分泌物增多等。

应对措施：注意用眼卫生，不要经常用手揉眼睛，增加眨眼的次数。

5. 眼睑炎

主要症状：眼睑四周红肿发痒，睑板腺分泌大量油性分泌物；感染性眼睑炎还会引发结膜炎。

应对措施：滴抗炎类眼药水，严重者服用抗生素，留意眼睑卫生。

6. 长针眼

主要症状：眼部四周疼痛、红肿，医学上称"麦粒肿"。

应对措施：滴有抗炎作用的滴眼液，1~2周后脓肿会出现黄点,针眼会自动破溃。假如诊断出是霰粒肿,最好进行手术治疗。

电脑族的养生技巧

1. 注意工作环境

工作光线应适宜,过亮或过暗都影响眼睛健康,防止光线直射在荧光屏上形成干扰光线,工作室应时常通风,确保空气畅通,选择非击打式打印机以减少噪音。

2. 注意正确的操作姿势

电脑屏应安置在与操作者胸部同一水平线上,最好使用可调节高低的椅子。坐着时要留足够空间伸放双脚,另外不要双脚交叉,以免影响血液循环。

3. 增强自我保健意识

连续工作1小时后应休息10分钟左右,建议走出户外活动一下手脚与躯干。平时应重视体育锻炼,增强体质。

4. 注意保护视力

不要长时间待在电脑前,工作时保持正确姿势,眼睛与屏幕保持40～50厘米的距离,让双眼平视或稍微向下看荧光屏,这样能放松颈部肌肉,并可让眼球暴露面积减到最小。

5. 注意补充营养

上班族由于长期对着电脑,视网膜上的视紫红质容易消耗掉,而维生素A可合成视紫红质。所以应多吃富含维生素A和蛋白质的食物,同时多饮茶。

6. 注意保持皮肤清洁

电脑荧光屏表面存在着大量静电,其中聚集的灰尘会散射到脸部和手的皮肤裸露处,久而久之,会引发斑疹、色素沉着,情形严重者可能致使皮肤病变。

另外,长期使用电脑的铁路女职工,可多喝绿茶和菊花茶,以达到保护眼睛的目的。

什么是"电脑脖"

人体共有7块颈椎骨,位于头以下、胸椎以上的部位,神经血管在这里密集分布,是全身名副其实的生命枢纽。

颈椎是身体非常脆弱的部位,白领们由于长期低头伏案,颈椎始终处于紧张状态,极易造成慢性劳损、变形,致使骨质增生(又叫骨刺)、椎间盘突出,这些颈椎病变就是"电脑脖",即颈椎病。

在从事写作、财会、文秘等工作的办公室人员中,"电脑脖"十分常见,它让人感觉肩背沉重、脖子酸痛,严重者会造成肢体麻木、视力减退等,所以,"电脑脖"的危害不容小觑。

如果任由"电脑脖"发展,颈椎病变后可能会压迫颈部神经、血管和脊髓。压迫神经,人会感到手臂酸胀、无力,长此以往,会造成神经萎缩,失去知觉。压迫血管,患者会头晕、头痛,严重者易引发脑中风。压迫脊髓,患者会下肢发软、发麻,严重者可能截瘫。

怎样预防和治疗"电脑脖"

首先我们应该弄清楚,造成颈椎病的主要原因是坐姿不良,良好的坐姿可以有效避免颈肩部肌肉过度紧张,让肌肉劳损减轻。同时,我们也要重视身体锻炼,用身体调节颈部肌肉。

1. 矫正使用电脑的姿势

使用科学设计的电脑桌椅,键盘和鼠标都要放于身体正前方,靠近身体。在操作鼠标或键盘时,让手腕保持水平姿势,前臂中线和手掌中线保持直线。另外,显示屏应调整在合适的高度,双眼最好平视电脑屏幕上方,同时与屏幕保持合适的距离,正确的坐姿应让身体保持挺直,实现三个"90度"。

2. 颈侧屈肌抗阻练习

坐位,右手越过头顶放在左侧头部,施加阻力,尽力把头向左侧屈,同时脊柱保持竖直,颈部微向左侧屈,让左侧耳朵靠向肩膀,但没有贴上去,持续5~8秒后,恢复。重复5次再进行反方向练习。

3. 颈肌抗阻训练

坐位,双手交叉放在颈部,将头努力向后仰,同时脊柱保持竖直,头颈部保持中立,双手向前用力,两种力抵抗,但不要仰头。持续5~8秒后,恢复。将这个动作重复5次。

4. 颈椎活动度练习

头颈部处于中间,放松双侧肩部,同时脊柱保持竖直,进行下面练习。

①左/右侧屈:尽量使颈部向左侧屈,数秒后,慢慢恢复。接着再做相反方向练习。共重复5次。

②前屈、后伸:颈部向前屈,数秒后,慢慢归位,再进行后伸

练习,重复5次。

③左/右旋转:分别进行颈部左/右旋转练习,重复5次。

什么是"鼠标手"

医学上称"鼠标手"为"重复性压力伤害"。一般而言,在正常情况下手腕活动不会妨碍正中神经。但当操作电脑时,因为鼠标和键盘有一定高度,手腕就需要背屈一定角度,这时腕部就一直处在一个强迫体位,无法自然伸展。

"鼠标手"狭义的理解是"腕管综合征",指的是人体的正中神经和进入手部的血管,在腕管处受压迫而产生的症状,主要表现为拇指肌肉无力感,食指和中指僵硬疼痛、麻木。

现在越来越多的人每天都长时间的接触、使用电脑,每天这些上网族都重复着移动鼠标、在键盘上打字的动作,手腕关节由于长时间反复、密集和过度的活动,造成腕部肌肉或关节疼痛、肿胀、麻痹、痉挛,这种病已经成为非常普遍的现代文明病。

因此,我们将这种有别于传统手部损伤的症状群叫做"鼠标手",广义而言,一切由使用鼠标而引发的上肢(手腕、手臂、手掌、手指)不适,都可以叫作鼠标手或是鼠标伤害,除了提到的手指手部的症状外,手掌的酸涩,手腕和前臂的疲劳酸胀,手腕的僵硬,肩、颈部的不适都属于鼠标手的范畴。主要表现为手部灼烧感、麻木,夜间病情加剧,常在梦中痛醒,有的还伴有手部动作不灵活、无力,腕关节肿胀等症状。

怎样预防和治疗"鼠标手"

对长期使用电脑的女性而言,手腕酸痛的时候,不妨握握拳头,这样可以让你舒服很多。通过重复握拳及放开的伸展动作,可以促进血液循环,让肌腱更加柔软,从而减轻局部肢体疲劳所带来的损伤。

握拳具体步骤为:第一步,放松全身,用力展开双手的手指,每次20~30秒钟,做2~3次;第二步,吸气,用力握拳,然后再吐气,同时快速伸开小指、无名指、中指、食指,左右手各进行10次;第三,用一只手的食指和拇指按揉另一手的手指,从大拇指逐一进行,每个指头平均停留10秒钟。

下列方法也可参考。

①用手握有一定重量的水瓶,先用手掌向上握水瓶,从下向上做抬起动作,接着用手掌向下握水瓶,做从下到上的运动,各进行25次。这个方法可以锻炼腕屈肌,增强手腕力量,有效防止腕关节骨质增生。

②利用手表,顺时针和逆时针两个方向转动手腕25次,这个方法可以有效缓解手腕肌肉的酸痛感。

③双掌合拢,上下进行摩擦直到微热,这个动作能够促进手部的血液循环。

④肩部拉伸,右手臂向左拉伸时,颈部向右拉伸,手臂不要抬太高,与胸部保持一定距离,以免产生压迫感。每次停留30~45秒,换左手臂。

第9讲
更年期女性健康

更年期是女性人生旅途中的一个重要过渡时期。在这个时期里,很多女性会感到自己的体力、脑力和健康状况都明显不如以前,并且会因此时而伤感,回忆过去,产生一系列复杂的心理变化。更年期是女性从中年走向老年的时期,这一时期的女性非常脆弱,需要更全面的身体保健和心灵慰藉。

什么是更年期

女性更年期是指女性的卵巢功能从旺盛状态逐渐衰退到完全消失的一个过渡时期,这包括绝经和绝经前后的一段时间。

女性在更年期时由于卵巢功能的衰退,最突出的表现为经量减少,最后绝经。这种现象一般产生的时间为45~52岁,其持续的时间长短不一,绝经就是更年期的标志。在更年期,绝大多数女性的卵巢分泌功能减退比较缓慢,机体的自主神经系统能够调节和代偿,因此不会产生任何症状,但是有10%~30%的女性因为无法适应更年期而产生自主神经功能紊乱,出现浑身燥热、眩晕、心悸、眼前有黑点或四肢发凉等症状,有这些症状的女性要特别注意保养。

更年期内,女性在生理和心理方面都会产生一些变化,多数女性能够平稳地度过更年期,但是也有被更年期综合征影响身心健康的女性。因此,处于更年期的女性要注意加强自我保健,以便顺利地度过这一时期。

更年期综合征

更年期综合征指的是由于更年期精神心理、神经内分泌和代谢变化,所引起的各器官系统的症状和体片综合症候群。少数女性因为身体短时间适应不了这种变化,症状很明显,但通常不需要进行治疗。症状非常严重者甚至会影响工作和生活,一般这种情况极少,应采取相应的治疗手段。

更年期综合征在中医学上叫"经断前后诸症",大多因为女性到了绝经的时候,肾气开始衰竭,太冲脉衰,任脉虚,天癸将竭,导致肾功能下降,脏腑功能紊乱。如果月经不调、容易烦躁或忧郁、颜面潮红、口干便燥、头晕耳鸣等,是肾阴虚的症状;如果月经不调、畏寒肢冷、面白神疲、阴部重坠、腰脊酸痛、呆讷便溏,则是肾阳虚的症状;而如果月经不调、颧红面赤、烦躁失眠、腰膝酸软、潮热盗汗、头晕心悸、血压升高等,是肾阴阳都虚的表现。

通常来说,女性进入更年期后,社会环境和家庭带给其身体和精神上的负担,会加重更年期综合征的症状。有些原本精神状态就不稳定的女性,更年期综合征表现得更加明显,甚至出现喜怒无常。

尽管更年期综合征是由性生理变化致使的,但发病率高低也和心理负担与个人经历有很大关系。对于心理较为敏感的更年期女性而言,生理上的不适更容易引发心理的变化,进而形成各种各样的更年期症状,所以心理调理非常重要。

哪些人群容易患更年期综合征

由于地理环境、种族特点、遗传因素、生活习惯、健康状况和营养条件等存在差异,每个女性进入更年期的时间并不一样。女性进入更年期较早,且持续时间长,症状较为严重;男性的更年期较晚,持续时间也很短,症状不明显。

①更年期开始早的人更容易引发更年期综合征,因为更年期来得较早或发展较快,必然会让身体的生理功能不适应,进而致使各种更年期症状出现。

②从事脑力劳动的女性要比从事体力劳动的女性更年期综合征发病率高,尤其是从事紧张劳动或大脑长期处于紧张状态的女性

更易患更年期综合征。所以更年期症状较多的女性要适当调节脑力劳动,进行一些必要的体力活动或体育锻炼。但体力劳动过强的人,更容易引发更年期综合征,也应适当注意。

③神经类型属弱型或不稳定型的女性要比常人更容易患更年期综合征。很多临床实践已经表明,大多更年期综合征的患者其神经类型都不太稳定,而且很可能精神压抑或精神上受过较大刺激,所以这类女性千万要小心。

④更年期综合征与遗传因素有关,由于生活环境相同,很多亲人出现更年期的年龄和病症都会相同,甚至持续时间都非常相近,这是因为更年期症状和家族遗传因素有一定关联。

另外,更年期的症状还和女性的生活环境、社会因素、伴随疾病、体质等有关系。

常见的12种更年期症状

①更年期的女性,其生殖系统功能会失调,从而导致月经紊乱甚至完全停止,月经量也有所变化,阴道分泌物减少,瘙痒、干枯等。

②精神、神经系统的改变会造成女性易疲劳,情绪变化大,记忆力衰退,焦虑、抑郁、睡眠质量下降等。

③性欲减退,性生活困难,性生活痛。因为阴道局部的抵抗力下降,很容易感染引发炎症。当炎症殃及尿道口时,就会造成尿急、尿频、尿痛等尿路感染的症状。

④血压升高,以收缩压升高为主,且波动较大。有些女性偶尔还会有心跳过快、心悸等心律失常症状。

⑤心血管系统的问题主要是由女性体内的血管舒缩功能失

调引发的,表现为感觉时冷时热、冒汗等,有些人还会在夜间发作。

⑥眩晕,常出现于体位突然改变时,或是伴潮热出现。

⑦耳鸣有间歇性的也有持续存在的,时常听到各种噪音。

⑧有些女性手指、足趾会非常疼痛,有蚁走感,寒冷时病情会加重,还有的会下肢疼痛和间歇性跛行。

⑨血管痉挛性疼痛,有的女性会有心前区紧迫感,症状与心绞痛发作症状非常类似,因此也称为"假性心绞痛"。

⑩女性在更年期骨质疏松较为普遍,严重者还会骨痛、脊柱骨的椎体有压缩性骨折或呈楔形,甚至身高降低,绝经后骨质会丧失更快,病情加重时可引发驼背。

⑪约30%的更年期女性会出现关节及肌肉疼痛,发病率非常高。常见的有膝关节疼痛,也会伴随肩部、颈部、腰骶部及骶髂关节部的肌肉持续性疼痛。

⑫由于新陈代谢改变,1/3以上的更年期女性会出现肥胖。腹部、臀部、髋部及上下肢等部位脂肪堆积,还可出现水肿、血糖升高、高脂血症。

更年期经期紊乱怎么办

患更年期经期紊乱的女性应尽早接受治疗,以达到止血、调经的目的。绝经前期表现为月经周期不规则,出现各种精神、神经症状,还可能因雌激素过少和年老引发各种器官系统问题。

因为更年期原本就会使月经有所改变,所以很多女性对于月经紊乱不以为然,结果很可能错过某些严重疾病的最佳治疗时机,比如妇科肿瘤。更年期是女性各种妇科恶性肿瘤的高发时段,如子宫内膜癌、宫颈癌、卵巢癌等。更年期月经虽然紊乱,周期会延长或缩短,但依旧存在一定规律;在月经量方面,假如是明显增多,或有阴道无规则反复出血的症状,就要及时咨询医生或到医院就诊。

在饮食上要多加留意,避免摄入过多高蛋白食物。每天应吃瘦肉 50 克,或是 1 个鸡蛋,或鸡鸭 100 克,或鱼虾 100 克,或豆腐 100 克。每日补充 250 毫克的钙,在预防骨质疏松的同时,还可以对抗高血压、动脉硬化等疾病。

每天吃 350 克的主食,为身体提供能量和热量,最好是面、米、粗粮、干豆类及薯类。每天吃 500 克的蔬菜水果,既能降低血脂,还可以增强免疫力,防止便秘。

更年期潮热、潮红怎么办

潮红又被称为"升火",是由自主神经功能紊乱,使得血管舒缩功能障碍而造成的,潮红、头晕和出汗被看作自主神经功能障碍的典型特征。阵发性潮红是女性进入更年期的一大典型特征,有 70%~80% 绝经后的女性出现过不同程度的潮红,潮红次数频繁可能与精神因素(包括烦恼、兴奋、紧张、生气、激动等)有关。

更年期女性出现的潮热症状,是因为体内分泌的雌激素减少,致使自主神经功能紊乱,使血管舒缩功能障碍,伴随潮热出现的症状还有心悸、眩晕等。80% 的患者这种症状会持续 1 年以上,而有些女性甚至能持续到绝经后 5 年左右。该症状通常在绝经前和早期较严重,绝经时间长了以后,症状就不会频繁发作,渐渐地自然消失。

一般来说,潮热主要表现为每天非常有规律地出现,时间到了就停止,如同潮水按时来潮一样,所以将其称为潮热。大多数是午后潮热,由湿热、阴虚、胃肠湿热所引发。

对于女性更年期潮热潮红的症状,应正确对待和处理,建议在饮食方面加以调理,假如效果不明显,就要尽早求助医生。

更年期盗汗怎么办

很多女性在更年期会出现盗汗症状,下面就介绍几种女性更年期盗汗的调理方法。

1. 饮食调理

更年期盗汗首先应在饮食方面进行调理,多吃一些养阴生津的蔬菜和水果,如芹菜、番茄、白萝卜、梨、香蕉、荸荠、猕猴桃等,还可使用山药、银耳、小麦、百合等煲粥,同时辛辣刺激性食品要少吃,另外应多食豆制品。

2. 和谐性生活

和谐性生活对于维持更年期女性雌激素水平、调节内分泌有很大帮助。因此,保持和谐性生活,能够在一定程度上缓解更年期潮热盗汗的症状。

3. 放松心情

当潮热、盗汗症状严重时,更年期女性就应注意调节自己的情绪,让内心回归平静,这样可以有效减轻夜间盗汗的症状。

4. 避免刺激

烟酒刺激、精神刺激以及辛辣刺激等都可能改变正常的情绪和血压,让更年期潮热和盗汗的症状加重。所以,更年期女性不应饮酒、吸烟、喝浓茶或咖啡、吃辛辣食品等。

5. 中药调整

通过中药可以有效调理更年期盗汗，所以，如果你对更年期盗汗想不到对策，可以咨询医生，在其指导下服用中药进行治疗。

更年期失眠怎么办

生活中很多更年期女性会出现失眠症状，有时还伴有焦虑、烦躁、抑郁等不良情绪。致使失眠的原因较为复杂，所以要想治疗更年期女性失眠，就得考虑多个方面，采用综合治疗的方式，才可收到较为满意的效果。

1. 心理治疗

心理治疗是治疗更年期女性失眠的一个最基本的方法，通常分为集体心理治疗和个别心理治疗。临床上采用个别心理治疗法居多，医生会和患者进行个别交谈，通过解释、说明、鼓励等方法让失眠的症状减轻或清除，从而使患者认识到更年期是一个正常的生理阶段，不会影响身体健康，且出现的不适感和不良症状都会很快消失，进而让患者树立信心，正确看待疾病，身心保持愉悦。如果心理障碍减轻了，更年期女性的失眠症状也自然会得到缓减。

2. 药物治疗

药物治疗也是治疗更年期女性失眠的较为常见的一种方法，大体分为镇静催眠药、抗抑郁药和抗焦虑药三类，其中的抗抑郁药使用最为广泛。但考虑到这些药物都存在一定的副作用，所以必须在专业医生的诊断指导和监督下服用。

另外也可以通过中药对身体进行调理，进而治疗更年期失眠。

(1) 生姜法

在枕头边放 10 克切成丝的生姜,就能达到催眠的效果。

(2) 山楂法

取山楂核 30 克,炒焦成炭,再捣碎,水煎后加点白糖,每晚睡前服 1 剂,可治心悸、失眠,但胃酸过多者不宜服用。

(3) 鸡蛋等水煮法

枸杞 15 克,鸡蛋 2 个,红枣 10 枚。先把枸杞、红枣水煮 30 分钟,然后打入鸡蛋共煮到熟,日服 2 次。可治失眠、健忘。

(4) 炖猪心法

猪心 1 个,蜂蜜、三七各 30 克。把猪心洗净,和三七同煮,等猪心熟后再加蜂蜜,吃肉饮汤。

(5) 酸枣仁粉法

绿茶 15 克,酸枣仁粉 10 克。早晨 8 点冲泡绿茶,饮服 15 克,8 点后不要再喝茶水。晚上睡前冲服 10 克酸枣仁粉。

(6) 龙眼肉等水煮法

粳米 100 克,龙眼肉 15 克,枸杞 10 克,红枣 4 枚,洗净后加水煮成粥,日服 2 次(晨起空腹和晚睡前),长期服用效果更好。

更年期心悸怎样缓解

由于大豆中含有的植物性雌激素能够消除心悸症状,所以更年期女性应在饮食中多摄取豆类食品。另外,山药也含有激素的前驱物——牛蒡,它可以促进雌激素分泌。蜂王浆同样可以为人体提供天然的雌激素,这些食材都能够有效缓解更年期心悸症状。

与此同时,更年期女性还应少食辛辣刺激的调料和食物,如辣椒、韭菜、芥末、胡椒等，避免食用含有咖啡因的食物和饮品，如浓茶、咖啡等，以免心悸症状加重。

酒精和尼古丁的刺激，也会致使心血管和精神方面出现异常，所以更年期女性不要饮酒和吸烟。可以做一些放松身心、缓解压力的活动，如瑜伽、太极拳、SPA等，这些活动有利于改善心悸症状。

更年期耳鸣怎么办

更年期出现耳鸣症状主要是机体衰老造成的，中老年人内耳螺旋器的毛细胞和神经节发生变性，中枢神经系统也相应地衰退，致使听力减退，同时也可能引发血管硬化，导致内耳血循环障碍，使得听觉器官退化进而致耳鸣。

另外，由于更年期内分泌失调，造成自主神经功能紊乱，从而让交感神经功能亢进，循环加速，这也会引发血管性耳鸣。同时焦虑、紧张等精神因素也是引发神经性耳鸣的重要原因。

针对更年期耳鸣症状，我们总结了下列应对方法。

1. 解除顾虑

更年期症状属于一种功能性疾病的表现，可以通过自身调整缓解，让神经体液达到平衡，功能紊乱症状就会渐渐消失，所以保持积极、乐观的态度可以防治更年期综合征。

2. 适当进行体育锻炼

运动可以调节和改善大脑的兴奋与抑制过程，可以消除不良情绪，增强主神经的调节功能，让紊乱的植物神经功能恢复正常。另外也要保证睡眠，不要过于疲劳。

3. 辅助药物治疗

更年期焦虑、烦躁不安时，适当服用小剂量镇静剂，也可以达到减轻耳鸣症状的作用。

更年期老花眼怎么办

更年期是女性身体继青春期后的又一个重大变化期，在这期间，女性身体进行的一系列变化和青春期的变化正好相反，老花眼是更年期很常见的一种现象。随着视网膜的退化，更年期女性眼睛的功能也下降了不少。下面我们来介绍几个缓解和推迟更年期老花眼的方法。

1. 经常眨眼法

平常有时间就通过一开一闭的眨眼方法来锻炼眼肌，同时用双手轻轻揉搓眼睑，让眼球更滋润，闭眼时尽量挺立双肩，让双眼休息片刻。

2. 热敷眼部法

每天晚上临睡前，用40～50℃的热水洗脸，先热敷双眼，将头稍微上仰，闭上双眼大约两分钟，待温度降低后再洗脸。

3. 冷水洗眼法

坚持早晨起来用冷水洗脸洗眼，先将双眼浸泡于冷水中，1～2分钟后再擦洗脸部及眼部周围的眼肌，最后用双手轻轻搓揉眼部20～30次。

更年期老花眼并不是疾病，然而老花眼却会给生活带来诸多不便，致使生活质量下降，因此在平日里就应多注意对眼睛的保护，不要等眼睛有问题了才进行治疗，那时候就为时晚矣。所以，预防老花眼应提前做准备。

更年期手脚冰冷怎么办

从中医上讲，体寒、畏寒等体征都是因体虚所致，如脾虚、肾虚、肺虚都可能致使身体出现阳气不足，血气不足，主要表现为面色苍白、手脚冰凉、四肢酸软等症状。在身体代谢方面女性明显没有男性旺盛，所以手脚冰凉等症状更容易出现。而且有些女性本身体质较弱，自身热量不足，有的女性是由于生产等造成的血虚。

更年期女性极易出现内分泌紊乱，致使胃肠功能减退，铁质无法得到吸收，最终造成血亏，也就是手脚冰冷。另外体内植物神经紊乱，对冷热感觉失常，也会造成手脚冰冷。总的来说，手脚冰冷是更年期女性非常普遍的症状之一，这主要还是由于体内的雌激素减少，身体总体功能下降引起的。

想要改善更年期手脚冰凉的症状，就要多吃滋肾润肺的食物（如木耳），从而让体内血液供应充足，让阴阳达到平衡。

另外食用雌激素含量较高的食物（如蜂王浆）能达到同样的功效，从而增强更年期女性的体质，让四肢恢复正常温度。

更年期心血管疾病怎么缓解

大多数人认为男性心血管疾病的发病率会比女性高很多，然而实际情况却是女性在进入更年期后患心血管疾病的概率急速增加，甚至成为绝经后女性最常见的死亡原因，其发病率相比绝经前增加了2～6倍。

这主要是因为女性进入更年期后,心脏的"保护伞"雌激素分泌迅速减少,体内好胆固醇的含量也随之减少,进而让患心脏病的风险翻倍增长。因此,处于更年期的女性要尤其重视体内好胆固醇的补充。

蜂王浆、豆制品、牛奶、鱼等食物中都富含雌激素,所以平时应多吃这些食物。另外,富含硒和锌的食物对平衡雌激素也有非常好的功效,如香菇、大蒜、荠菜、番茄、南瓜等含锌食物。

最后值得一提的是,一些具有补肾作用的中药同样能够有效补充女性雌激素。

更年期肥胖怎么应对

肥胖不仅影响身材,还很容易引发一些疾病,所以为了拥有更健康的身体,更年期肥胖女性应在饮食上多加控制。

更年期女性防止肥胖应吃什么?

1. 低脂、低盐饮食

更年期女性的饮食要以清淡为主,每天盐的摄入应控制在6克之内。同时食物中脂肪和胆固醇的含量也不要过多,烹饪时最好选用植物油,如葵花籽油、菜籽油等。脂肪的摄入量要维持在每天总热量的30%以下,也就是每天使用的肉类食物约50~75克,食用油应在25克以内,而胆固醇的摄入量也要在300毫克以下。

2. 控制热量,预防肥胖

更年期女性的内分泌会有一定变化,这个时候的女性最容易产生肥胖。所以要控制每天的饮食量,最好吃一些低热量、低脂肪及低碳水化合物的食物。每天的主食为250~400克,以米、面、豆类、粗粮、薯类最佳。

3. 增加钙的摄入量

为了有效防止骨质疏松症,更年期女性还应多吃含钙量高的食物,如酸奶、牛奶、海带、豆制品等。为了满足机体的需要,绝经前的女性每天应补充 1 000 毫克的钙,女性在绝经后每天应摄入 1 500 毫克钙。与此同时,也要注意维生素 D 的补充,从而让钙得以有效吸收。

与此同时,还应多参与体育锻炼,以免脂肪在身体内大量堆积,进而发胖。

更年期记忆力减退怎么应对

通常人们随着年龄的增加,步入中年或老年之后,记忆力就会开始减退,这也是人走向衰老的一种表现,下面针对中老年人记忆力减退的问题,介绍一些相应的对策。

①勤动脑,善动脑,让大脑处于活跃状态。勤阅读,能够延迟脑细胞的萎缩和死亡的过程,让脑血流量增加,进而信息传递的速度也加快了,有利于保持敏捷的思维。所以即使在更年期,也不应懈怠,要多学习新知识、接受新信息、大量阅读,以减缓记忆力减退。

②更年期失眠的女性非常多,睡觉变成一件痛苦的事。为了保证睡眠质量,建议在睡前用热水泡双脚 10 分钟,擦干后进行 5~10 分钟的足底按摩,然后再睡觉。

③尽量保持乐观的生活态度,培养开朗、坚强、善解人意的性格。

④除了自己的专业之外,应开发更多的兴趣爱好,如手工、

烹饪、散步、旅游、画画、书法、跳舞、游泳等,这些丰富多彩的活动会帮助你调节大脑活动。

⑤依据个人状况,每天做1~2次头部按摩,用拇指按摩风池穴和玉枕穴,然后按百会穴,每次5分钟。按摩后以双手干洗脸,这样做能改善脑供血,消除脑疲劳,让头脑更清醒,改善记忆力。

⑥时常活动手指,做手操,这样可以增强记忆力。

⑦要注意各种营养的摄入,保持饮食平衡,多吃含维生素、蛋白质及钙的食品,不要挑食、偏食,也不要吃得太饱,忌烟酒过度。

⑧多参加社交活动,能让你感受到更多的青春与活力,让心态始终年轻。另外体育锻炼也有利于保持智力,可增强记忆力。

更年期骨质疏松怎么应对

骨质疏松症指的是单位体积内的骨量减少,骨的脆性增加,骨组织的显微结构退化,进而极易骨折。

致使骨质疏松的主要原因是女性体内雌激素减少,破骨细胞会引起骨的消溶,进而出现骨质疏松,让骨折频繁发生,甚至让身高下降。

为了防止骨质疏松,应为身体补充适量的雌激素,包括天然雌激素,如雌二醇、雌酮、雌三醇等;以及半合成雌激素,如己炔雌二醇;还有合成雌激素,如己烯雌酚、尼尔雌醇等。

另外也要加强钙的摄入,25~50岁女性每天体内需要的钙为1 000毫克,而绝经后的女性每天体内所需的钙为1 000~1 500毫克,65岁以上的女性每天则需要1 500毫克钙,然而实际上一般人每天钙的摄取量要比这个标准低得多。

补钙最好的方法就是将食补与药补相结合。中药治疗绝经后的骨质疏松效果较为明显,可在权威中医的指导下,服用一些补骨益气、养血壮骨,增加骨密度的中药,也可服用一些消肿止痛、活血化瘀,增加骨含钙量,促进微循环,加快骨折愈合的药物。

另外,病情严重者切勿耽误治疗时机,要尽早前往正规专科医院接受治疗。很多症状都是在过一段时间后加重病情,等到诊断出这个病时恐怕已经错过了最佳治疗时机,从而使治疗难度增加。

第10讲
女性健康小常识

很多女性对一些健康常识概念模糊,但这些小常识却时刻影响着我们的身体健康。多了解女性养生保健的小常识,可以帮助你走出误区,让自己更健康、美丽,生活也会变得更舒心、惬意。

怎样测基础体温

基础体温指的是当机体处于最基本活动情况时的体温，所以与一般提到的体温是有一定差别的。成年女性基于每个月卵巢前后体内雌、孕激素的分泌水平有所不同，基础体温也会有一些周期性变化。排卵后体温会上升 0.3～0.5℃。妇产科医生可依据基础体温的情况来判断该妇女是否有排卵。

具体的测量方法：在每天晚上临睡前，把体温表水银柱甩到 36℃以下，将体温表置于手能触及的范围。第二天清晨一醒来，不翻身、不活动、不起床、不讲话，取出体温表放到舌下测量 5 分钟，注意每天测量的时间应固定。把每天测到的温度数记录下来，画成曲线，持续测量 3 个月，以此来判断是否有排卵和排卵期。还需注意的是：感冒、月经期间、腹泻等情况，都有可能影响到体温。

定期进行妇科检查必要吗

随着现代社会的压力不断增加，女性恶性疾病的发病率也在逐年增高。对于一些恶性疾病，一定要定期做妇科检查，做到早发现早治疗，从而有利于病情的恢复与治愈。

健康是人类生存和发展的一个关键因素，人们无时无刻不在追求和向往健康。而女性健康更是关系到人类的繁衍生息、子孙后代健康成长的大事。处于竞争如此激烈的社会中，快节奏的生活让人们承受越来越大的心理压力，而且社会风气、生活条件也在不断地改变，人们的生活方式也日益多元化，各种疾病的发病率逐年攀升，很多人看似健康，但实际上身体早已发生了早期病理的改变。所以为了及早查出藏在体内的疾病，就要进行妇科检查，从而实现早发现、早诊断、早治疗。

如今很多女性的健康观念仍然是"能吃能喝、不疼不痒，就是身体好"，然而实际上许多妇科疾病包括妇科癌症在早期并没有明显的临床症状，病人与正常人无异。但当身体已经感觉到不舒服时，往往很多病的最佳治疗时机已经错过了，严重者甚至会危及生命。因此女性务必要提高自我保健意识，定期做妇科体检。

某项调查显示：三分之一的癌症能够预防，三分之一的癌症在早期发现时能够治愈，三分之一的癌症能够将痛苦减轻甚至延长生命，如卵巢癌、宫颈癌、乳腺癌，还有子宫肌瘤等常见病，通过体检可以尽早发现，快速治疗。因此，对于女性而言，妇科检查是一道"护身符"。

宫颈癌和人乳头瘤病毒感染关系密切，长时间慢性病毒感染很可能造成宫颈癌前病变，而从癌前病变发展成最终的宫颈癌约经历5～10年，宫颈病变患者实际上有充足的治疗时间。宫颈癌早期5年接受治疗，其生存率达到100%，晚期治疗5年生存率却仅有20%～50%。所以宫颈癌要做到早发现、早诊断、早治疗，关键还在于定期做检查，以防万一。假如发现了早期宫颈病变，就应及时恰当地进行处理和治疗，宫颈癌是能够治疗痊愈的。

所以，女性一定要珍爱自己的身体，不要忽视定期妇科检查的重要性。通常所有已婚妇女应该定期进行妇科检查，但基于近年来妇科肿瘤的发生越来越年轻化，还是建议有性行为的女性都积极参加定期妇科检查。

清洗私处一定要用清洗液吗

在很多女性看来，使用保健洗液成为一种潮流，同时也是良好卫生习惯的表现。但事实上，经常使用"杀灭病菌"的保健洗液并不好。

据调查，用阴道冲洗液的女性要比不用阴道冲洗液的女性盆腔感染危险率高73%，这是因为冲洗液会破坏阴道的自洁功能，让病原菌侵入体内。

而乳酸杆菌作为阴道的"健康卫士"，假若经常使用阴道清洁液冲洗阴道，阴道内的乳酸杆菌就会减少很多。

因此，如果没有什么特殊疾病，女性是不需要用清洗液冲洗阴道的，只要用滚开的水烫洗干净的毛巾，待冷温后，洗一下擦拭干净即可。

基于阴道内流出的白带会附在外阴的皮肤上，而且还会沾上汗、尿液等，所以用洗液洗外阴还是有一定好处的。但选择和使用洗液时，应留意下列几个问题。

①一般中药成分的洗液相对较温和，对皮肤的刺激小。但目前国内的生产厂家良莠不齐，有些中药洗液自身就细菌超标，选择时千万小心。

②事实上，许多商铺卖的"日常护理液"中的药物成分并不

多,而每天洗澡就可有效预防外阴皮肤炎症的发生。

③消毒液类的洗液有非常强的杀菌能力,但也会对皮肤产生轻微的不利影响,洗后皮肤会发干,而且有些女性还对这类洗液过敏。

④含灭滴灵的各种泡腾片溶液一般适合滴虫或细菌感染的女性,灭滴灵对滴虫的疗效较为明显。

⑤由于苏打是碱性,真菌处于碱性环境里很难成长,因此苏打粉溶液可用于真菌性阴道炎,当然治疗真菌性阴道炎还要同时选用一些治疗真菌的阴道栓剂。

使用洗液时常见的误区如下。

1. 洗液可预防性病

引发尖锐湿疣的乳头瘤病毒、引发梅毒的梅毒螺旋体以及致使淋病的淋球菌等能够直接传播至宫颈,甚至侵入子宫腔内。所以,洗液冲洗阴道并不能将这些致病菌清洗掉。

2. 使用酒精洗外阴

酒精可以消菌,但它刺激性强,所以最好不要用它清洗外阴。

私处天天洗才健康吗

事实上,女性阴部并非如广告里宣传的那样:"洗洗更健康!"女性阴部的生理结构较为特殊,外阴部由于大小阴唇的闭合,可以有效防止外邪侵入阴道,同时阴道也具备自洁功能。阴道内存在多种菌群,其中占绝对优势的是乳酸菌,它可以保持阴道内的酸性环境,阻止其他致病菌繁殖,从而让阴道内菌群达到平衡，维持阴道内的卫生。而如果每天冲洗阴道，就会破坏阴道内菌群的平衡，让阴道内的酸碱度发生变化，给致病菌可乘之机，进而引发阴道炎。

卫生不良并非引发阴道炎的唯一条件，当人们的免疫力较弱，或处于妊娠期、患糖尿病以及大量使用抗生素时，都非常容易得外阴炎和阴道炎。另外，游泳池、公共场所同样会让你的阴道沾染病原菌。此外，也应重视性伴侣的卫生状况，性伴侣过多者同样易传播性病。

有白带就是有炎症吗

白带是每一个女性都会产生的阴道分泌物，正常的白带应该成蛋清样，而处于排卵期时白带就会变得黏稠，并有拉丝现象出现，月经前后白带会比平常多一点。那么白带多了就是妇科炎症的征兆吗？这个结论当然太过绝对，我们应该综合众多因素来进行判断。

①假如女性月经前后除了白带多外并没有其他症状发生，那么这就属于正常情况，无须担心感染了妇科炎症。

②如果除了白带的量增多之外，还带有血丝，颜色发黄，则一定是出了问题，应当到医院进行检查，了解阴道内的具体情况，然后根据最终的检查结果进行判断。

③除了白带多外，阴部还出现瘙痒并有异味，这就属于典型的妇科炎症的表现。如白带颜色改变，从原本的透明色，变成了绿色或是黄色等，本身的蛋清样变成了泡沫样或豆腐渣样，这种情况就非常典型了，基本上可以断定是妇科

炎症,但为了安全起见,还是要到医院进行检查,确认病情的轻重程度。

丁字裤健康性感吗

通常喜欢穿丁字裤的大多是年轻人,而且年轻人紧绷浑圆的臀型,也最能体现出丁字裤利落自在的美感。刚开始尝试丁字裤的女性,最好从大丁字裤穿起,也就是那种后臀丁字部位宽度较宽的丁字裤,这类型的丁字裤上同样有漂亮的蕾丝图案。如果为了搭配服装,也可穿裤裆仅约1.5～2厘米宽的"小丁",这类丁字裤符合无痕要求。除款式外,我们选择时还应注意裤裆位置与个人体型的吻合程度以及舒适度。

丁字裤虽然能给性生活增添很多快感,但是,当你更性感的同时,千万别忘了健康的重要性。由于丁字裤的覆盖面积较小,会阴部只有一条绳子粗的布带勒着。同时布带承受压力过大,不断与皮肤摩擦,非常容易让女性局部皮肤破损、感染,同时,丁字裤也会压迫肛门周围血管,使女性患痔疮的机会增加。

在如今女性内衣高速发展的时代,丁字裤的爆发无疑是最抢眼的举动。夏天时可搭配轻薄贴身衣物,最好选择纯棉透气材质或超细纤维材质的素面丁字裤,配以隐藏式车边设计,这将是你穿着合身服饰时最好的选择。

常用卫生护垫可以保持卫生吗

女性在月经的前后两天,如果遇到出差、旅行等洗浴不便的情况,使用卫生护垫无疑是一个简单、方便、清洁的选择。但同时也要提醒广大女性,卫生护垫不宜经常使用。

由于女性阴部的皮肤和嘴唇的皮肤构造很相似。在医学上,这两个地方的皮肤最理想的环境应该是不宜太过干燥,当然也不能太湿润。因此,最好不要包裹得太严实,让阴道太过干燥。

娇嫩的皮肤需要生存在一个相对透气的环境中,假如这个环境太封闭,湿气汇集在一起,极易让病菌滋生,引发一系列健康问题。女性最理想的用品应是高织棉内衣,且应每天换洗;假如使用卫生护垫的话,一定要选择透气性好的产品。

如果出现白带过多,颜色发黄或带血,并带有异味,就可能是阴道炎症的征兆,这时就不要再通过使用卫生护垫来处理了,应尽早到医院的妇科就诊。

香烟对女性的危害

香烟中含有的尼古丁不仅会降低性激素分泌量,杀灭男性的精子,同时女性的被动吸烟同样危害巨大,香烟会让女性受孕的可能性减少一半,这是因为吸烟减少女性的排卵,同时让卵细胞和精子结合的难度加大,着床的可能性大大降低。

常见的烟草中的化学物质会改变子宫颈分泌物的成分,让精子"中毒",让受孕变得困难。另外,吸烟可以造成经期提前或更年期提前,致使大量骨质流失,很容易引发骨质疏松。吸烟还会让女性患乳腺癌、心脏病、宫颈癌的可能性增加。

有关专家提醒广大女性,如果有要孩子的打算,最好不要吸烟。应学会适当地保护自己,让自己远离烟草的危害。

被褥要经常晾晒

很多人都说,晒一次被褥就等于给被褥消一次毒,这话是有一些道理的。

尤其是秋冬季御寒的棉质被褥、羊毛衫等,其中含有的角蛋白,是蛀虫卵孵化成幼虫的理想食物。这些蛀虫危害巨大,它会生产繁殖出大量的危害人体健康的病原体,部分病原体夹杂在被褥中,难免会进入人体的皮屑、油脂、汗液中,即便是干净的被褥,如果连续3个月没有晒,里面就会生出数以万计的螨虫。

另外,基于木制家具、各种人造板中存在一些对身体有害的甲醛等化学物质,时间长了,放在里面的被褥就会吸附这些游离甲醛。所以就算是新买的被褥,在制作和运输期间,也会不同程度地受到污染。所以,在被褥使用之前,应先将其拿到阳光下晒一晒,通过阳光紫外线和空气流动的共同作用,不但可以将被褥中的有害微生物都杀灭,而且还能让游离的甲醛蒸发,同时让纤维舒展蓬松,睡起来更加舒适。

正在使用的被褥更应注意晾晒,因为人们在睡眠期间散发出的汗渍,久而久之会使被褥变潮,易造成霉变,不仅会产生气味,还可能长棉虱、毛霉孢子。

事实上,晾晒被子并不是阳光越强烈越好,因为过于强烈的阳光会损害被子中的棉纤维,让其保暖性能降低,影响品质。而且晒被褥无须太长时间,如果天气晴朗,晾晒 2 个小时左右即可。这时棉纤维已经达到一定的松软程度,即使继续晒下去,棉纤维也不会再膨胀了。

卫生巾要勤换

每个月的"例假"让女性心烦不已,如果处理不当还容易引发疾病,因此月经期间务必要保持身体干燥、清洁,经常清洗外阴,以免皮肤瘙痒,滋生致病菌。

月经期间阴部"瘙痒"属于正常现象,因为在这些特殊的日子里,女性的下身一般是湿热的,特别是量多时,皮肤包裹的时间长了,肯定会有些不适。

卫生巾作为女性月经期的必备品,保证其在月经期间的清洁卫生对于女性非常重要。这是因为女性的子宫、阴道、宫颈、盆腔、体外环境都是相通的,这样的结构让女性的生殖系统非常容易受到外界致病菌的侵扰,特别是月经期间,女性生殖器官的抵抗力明显降低,比往常更脆弱,假如选择不合标准的卫生巾,极易引起感染。

卫生巾要更换得勤一些:经血中含有丰富的营养物质,非常容易滋生大量的细菌,因此,勤于更换卫生巾可以进一步保证女性健康。

使用卫生巾的时候应注意以下几点。

①四五个小时就要更换一次卫生巾。

②药物卫生巾要谨慎使用,以免过敏。

③拆开卫生巾前一定要洗手。

④不要将卫生巾放在卫生间里,因为我国的大多数卫生间都是暗卫,基本上见不到阳光,非常潮湿,很多霉菌在此滋生,很容易感染卫生巾。

同时在月经期间,最好不穿紧身裤,少吃高能量、高脂肪的食物,吃一些清淡食物即可,如蔬菜、水果、植物蛋白、豆类食品,让全身保持清爽,将身体内原有的月经味道淡化掉。

对于目前市场上出售的一些香味卫生巾和经期香水,在无毒的前提下,尝试一下也是没关系的。但要慎重判别卫生巾的好坏,使用经期香水时最好将其洒在卫生巾的背面或内裤上,避免直接贴身。

现如今电视上的一些卫生巾广告,总是对产品的吸收性能、防回渗、防侧漏的特点进行形象的演示,给人深刻印象。实际上它会误导女性,认为长时间不换卫生巾也并无大碍。实际上,由于卫生巾的结构、原材料和设计等原因,就算是质量合格的卫生巾,在使用期间也很难避免由肛门、阴道和尿道特殊生理结构引发的自身交叉感染。

所以一定要勤换卫生巾,通常四五个小时就要换一次,流量较多时应隔2～3小时换一次。而且每天都要清洗外阴,经期这一点很重要。

选择美体内衣要谨慎

美体内衣主要是凭借紧身内衣的力学原理,让身体的脂肪移位,利用挤压的方式让穿着美体内衣女性的背、肩、腋下的脂肪汇集到其他地方,进而展现出女性的优美体形,这与医学上的捆绑式减肥法有异曲同工之处。

很多女性都喜欢通过穿美体内衣来实现塑身美体，甚至减肥的效果。但相关专家建议您，选购美体内衣时应谨慎，以防伤害到身体健康。

为了达到预期的挤压效果，有时穿上美体内衣后身体会被绷得特别紧，这不但会压迫正常的呼吸运动，还很容易致使新陈代谢不良或全身血液流通不畅的现象发生，而且美体内衣还会对皮肤的汗液排泄有一定影响，引起皮肤病。所以，女性特别是还在发育阶段的女性，一定要谨慎地选购美体内衣。

某些品牌的美体内衣一直宣传的通过挤压方法可以改变脂肪分布的说法，实际上是缺乏科学依据的。美体内衣暂时地对脂肪进行外力挤压，只会改变一时的身体外部形态，并没有让脂肪真的排除掉，所以一旦换下美体内衣，你的身体又会恢复原样。

附录

常用女性健康简易自查方法

1. "不倒时间"——检验老化程度

平衡能力在人类生活中有着非常重要的意义。日本京都府立医科大学的山田教授根据对人体组织30多年的研究提出一种简单易行的"人体老化简易自测法"。具体方法：自测者双手下垂紧贴身体两侧，闭上眼睛，用一只脚直立站住，然后根据"不倒时间"来判断自己的老化程度。判断标准：9.9秒，女性生理年龄为40~49岁；8.4秒，女性生理年龄为50~59岁；7.4秒，女性生理年龄为60~69岁；5.8秒，女性生理年龄为70~79岁。未达到标准者，老化程度偏快，即生理年龄高于实际年龄。

2. 腰臀比——检验脂肪指标

腰臀比（WHR）是反映身体脂肪分布的一个简单指标。世界卫生组织通常用它来衡量人体是肥胖还是健康，保持臀围和腰围的适当比例关系，对成年人体质和健康，乃至寿命有着重要意义。许多研究已证明，该比值与心血管发病率密切相系。标准的腰臀比为女性小于0.7。根据美国运动医学学会1997年推荐的标准，男腰臀比大于0.95和女腰臀比大于0.86就是具有心血管疾病危险性的腰臀比数据。注意，测量时一定要采取站姿。

3. 屏气时间——检验肺功能

深吸一口气，然后屏气，时间越久越好，再慢慢呼出，呼出时间3秒钟为最理想。最大限度屏气,一个20岁、健康状况甚佳的人,可持续90~120秒。而一个年满50岁的人,约为30秒左右。

4. 小便时间——检测肾功能

喝完啤酒就想上厕所的人,是肾脏健康的证明。喝完啤酒,20岁的人在15分钟后、30岁的人在20分钟后、40岁的人在30分钟以内上厕所,就说明身体健康。总之,肾脏功能越健康,上厕所的时间就越早。同时,还可从排尿的力道、气味、颜色等,简单检查健康状态。撒尿时,尿力不足即是肾脏衰弱的证明;肾不好,精力也会随之减退,故需特别注意。尿液呈白色的人,健康状况一定不好;内脏的某处有火气时,尿液呈茶褐色。

5. 脉搏——检验心脏功能

将3次脉搏数相加,减去200再除以10,即(脉A+脉B+脉C-200)/10,所得结果:0~3,说明你的心脏强壮;3~6,良好;6~9,一般;9~12,心脏不怎么好;12以上,应及时就医。

6. 仰卧起坐——检验体力

20岁的健康人在1分钟内仰卧起坐的最佳成绩为起落45~50次;30岁为40~45次;40岁为35~40次;50岁为25~30次;60岁为15~20次。

7. 爬楼梯——检验体力、腿力

如一步迈两级台阶,能快速登上5层楼,说明健康状况良好;一级一级登上5层楼,没有明显的气喘现象,说明健康状况不错;如果气喘吁吁,呼吸急促,则说明健康状况较差;登上3楼就又累又喘,意味着身体虚弱,应到医院进一步查明原因,切莫大意。

体检常识

体检注意事项

为了保证顺利完成健康体检,请注意以下事项。

1. 诊室检查需要注意的事项

在内科、外科、眼科、耳鼻喉科、口腔科、妇科等诊室检查时,医生会进行病史的询问和专科体格检查,医生需要尽可能多地知道相关信息,才能结合各项辅助检查,对受检者的身体状况做出综合评价,所以需要如实告诉医生既往病史、家族病史、过敏史和当前用药情况。另外,请不要随意放弃体检项目,例如在外科诊室,很多人不愿做肛门指诊检查,而肛门指诊是发现直肠病变最简便易行的方法,如果放弃,其他的仪器检查中就没有这个部位的检查了,也就容易造成漏检。在眼科诊室检查中要注意,如果平时佩戴隐形眼镜,那么体检时请换成框架眼镜,否则无法进行眼底和眼压检查。

2. 测量血压的注意事项

经常有人一到医院测血压,心情就紧张,血压就升高,即所谓的"白大褂高血压"。如果您有这种情况,请在测血压前休息10~15分钟,全身放松,穿着宽松的上衣,以便检查。

3. 腹部B超检查的注意事项

做这项检查时一定要空腹,因为肝脏分泌的胆汁会储存在胆囊内,经过一定时间的空腹,胆囊内就会储存足够多的胆汁,使B超可以探测到胆囊的影像。一旦进食,胆囊就会收缩以排出胆汁参与食物的消化,胆囊就看不见了。而且进食后的肠胀气也会影响腹部超声的探查。如果您是慢性病患者,需要按时服药的话,您可以用不超过50毫升的白开水送服,这样不会影响体检结果。

4. C^{13} 检测的注意事项

做幽门螺杆菌 C^{13} 呼气试验的时候,也一定要空腹检测。这个项目需要2次吹气才能完成。第一次吹气后,医护人员会给受检者用少量水服下一粒胶囊,半小时后再进行第二次吹气,这期间受检者可以做其他项目。注意千万不能进食进水,并一定要按时返回 C^{13} 呼气试验检查处,完成第二次吹气。第二次吹气后,如果没有其他空腹项目,才能进食。

5. 抽血的注意事项

若既往有晕针、晕血的现象,请抽血前告诉医护人员。采血后,请用棉签稍用力按压穿刺点5分钟以上,不要揉,以免出现皮下瘀血,并把用过的棉签放入垃圾桶。

6. 体检前不宜吃的食物

体检前1~3天饮食要清淡,以下食物容易影响体检结果,检查前尽量少食。一是含碘高的食品。体检前2周不要食用含碘量高的食品,如深海鱼油、藻类、海带、海鱼、海蜇皮等,这些海产品含碘量高,会影响甲状腺功能检测。二是含嘌呤高的食物。由于嘌呤类的食物对尿酸检测有影响,所以不要吃含嘌呤高的食物,如动物内脏、海鲜类食品。

7. 留尿的注意事项

通常尿常规检查的样本要求为"中段尿",即把整个排尿过程分为三段:开始的叫头段,最后的叫末段,中间大部分尿是"中段尿"。女性应冲洗外阴后留取尿标本,并避开月经期,防止混入阴道分泌物或月经血,否则会影响尿常规的检测结果。

体检报告中常见名词解读

1. 心电图报告

(1)窦性心律:这是心电图诊断报告中最常见的词汇。所有正常人的心律都应该是窦性心律。通俗的比喻是:心脏正常跳动要由一个最高司令部来指挥,这个司令部就是心脏中一个叫做"窦房结"的部位。由它发出的电生理信号指挥心脏跳动的节律就叫做"窦性心律"。如果窦房结不工作了,心脏的其他部位就会代替它发布命令,如心房发布命令就叫"房性心律"、房室交界区发布命令就叫"房室交界性心律",这些心律都是不正常的。

(2)窦性心律失常:窦房结正常的工作状态应该是心律规整,每分钟 60～100 次。而窦性心律失常是指窦房结虽然在工作,但是它的工作状态不好,出现过快、过慢或者不齐的现象,在心电图的诊断报告中就会出现"窦性心动过速""窦性心动过缓""窦性心律不齐"等名词,窦性心律失常在正常人中也很多见。

(3)早搏(期前收缩):在两次正常的窦性心律之间,突然有心脏其他部位兴奋性过高,"越位"来发布一次命令指挥心脏跳动,心电图就会出现"早搏",心房产生的早搏叫"房性早搏"、房室结产生的早搏叫"房室结性早搏"、心室产生的早搏叫"室性早搏"。早搏是一种很常见的心律失常,在正常人中也十分常见,多数人并没有不适症状,偶尔会感到心脏会有一下特别剧烈的跳动,如果频发早搏,最好去医院就诊。

(4)心房纤颤:所有正常人的心房、心室肌细胞都要听从窦房结的指挥,步调一致,才能使整个心脏有规律的收缩,推动血液流动。如果心房肌细胞不听从命令了,不一起跳,如同一支拔河的队伍,队员们不听从队长的哨声,你拉你的,他拉他的,形成每分钟 350～600 次的异位节律,不能形成合力,心电图上看不到心房波形,就叫房颤。

(5)传导阻滞:从窦房结发出命令,到心房、心室产生收缩动作完成心脏的泵血功能,会按照一定时间和顺序依次完成,在这个动作传导过程中发生异常就会产生传导阻滞。可分为窦房传导阻滞、房室传导阻滞和束支传导阻滞。

(6)ST-T 改变:心肌炎、心肌缺血都会出现 ST-T 改变,需要进一步就诊。

2. X 线报告

职工健康体检中有数字胸片和颈椎正侧位片的项目,报告中除了"未见异常"或"正常"结论外,还可能见到以下专业词汇。

(1)主动脉钙化:主动脉弓部位出现动脉硬化,而且钙化达到一定量时,胸部 X 线检查就可以在主动脉弓部看到条状、弧线状或片状钙化影。单纯主动脉硬化不会产生症状,但往往会提示其他部位是否也会发生动脉硬化,如冠状动脉、脑血管、肾动脉等。

(2)肺纹理增多:肺纹理主要是肺动脉、肺静脉、支气管、淋巴管的影像反映。肺纹理增多常见于慢性支气管炎、支气管扩张、风湿性心脏病、尘肺、长期吸烟、老年人和肥胖者。

(3)胸膜肥厚粘连:提示受检者往往多年前有过症状轻微的胸膜炎症。

(4)颈椎骨质增生:在颈椎 X 线片上有椎间隙变窄,椎体前、后缘骨质增生,或显示双侧或单侧椎突变形、颈椎生理曲度改变、韧带钙化等。

3. 超声报告

在超声诊断中,医生通常会明确提示这些脏器可能的诊断,最常见的如:脂肪肝、肝囊肿、胆囊炎、胆囊结石、胆囊息肉、甲状腺结节、子宫肌瘤、乳腺增生等,如果需要进一步明确诊断或就诊治疗,医生会在体检结论中给予提示。

占位性病变是医学影像诊断学中的常见名词,不是临床诊断名词。通常指肿瘤、寄生虫、结石、血肿等,不涉及疾病的病因。至于占位性病变的性质(良性还是恶性),必须由临床医生结合病史、进行检查等通过综合分析之后才能做出诊断。

4. 人体成分分析报告

在人体成分报告中,会提供细胞内外水分、蛋白质、无机盐、体脂肪的指标,对肌肉脂肪成分、肥胖程度、肌肉力量均衡程度进行分析,提出体重控制目标的建议。

5. 骨密度报告

骨密度又叫骨骼矿物质密度,是骨骼强度的一个重要指标。以克/平方厘米表示,在报告中有 T、Z 值两个指标。T 值是将检查所得到的骨密度与正常年轻人群的骨密度相比,得出高于或低于年轻人的标准差,是诊断骨质疏松最有意义的数值。Z

值是将检查所测得的骨密度与正常同龄人群的骨密度比较而得出的值,对诊断骨质疏松意义不大,但可以反映骨质疏松的严重程度。

6. 动脉硬化检测报告

动脉硬化主要检测血压、血管硬度、下肢血管堵塞状况。主要指标有足踝上臂血压比(ABI)与踝肱脉搏波传导速度(baPWV)。

ABI 是判断由动脉粥样硬化引起的下肢动脉狭窄、阻塞的指标。在检测报告中对阻塞情况会有明确的图形和数字提示。

baPWV 是判断与心脑血管疾病有密切关系的动脉壁硬化程度的指标,可以预测心脑血管疾病的风险。其因为受到年龄、血压、性别的影响很大,很难设定统一的标准正常值,目前用基准线做参考。

检验指标的分类意义

(1)主要反映肝功能的检验指标:①蛋白质合成指标,如血清总蛋白、白蛋白;②胆红素代谢指标,如总胆红素、直接胆红素;③血清酶学检查指标,如丙氨酸氨基转移酶、天冬氨酸氨基转移酶、碱性磷酸酶、γ-谷氨酰胺转移酶。

(2)主要反映肾功能的检验指标:血清肌酐、血清尿素、血清尿酸、胱抑素 C。

(3)主要反映血脂代谢的检验指标:总胆固醇、甘油三酯、高密度脂蛋白胆固醇、低密度脂蛋白胆固醇。

（4）主要反映血糖代谢的检验指标：空腹血糖、糖化血红蛋白。

（5）主要反映急性心肌损伤的检验指标：乳酸脱氢酶、超敏C反应蛋白是预测心脑血管疾病危险因素的指标。

（6）主要反映甲状腺功能的检验指标：三碘甲状腺原氨酸、甲状腺素、促甲状腺激素。

（7）主要反映免疫功能的检验指标：类风湿因子（RF）、抗"O"。

（8）肿瘤标志物：甲胎蛋白（AFP）、癌胚抗原（CEA）、糖链抗原CA15-3、糖链抗原CA12-5。

（9）主要反映血液无机物的检验指标：钾、钠、氯、钙。钾、钠、氯主要反映是否有电解质紊乱。

（10）怎样看血常规化验结果：通常血常规会出20余项结果。在健康体检中以白细胞、红细胞、血红蛋白和血小板最有诊断参考价值，只要这几个指标正常，其他次要指标高点低点无大碍。红细胞和血红蛋白是诊断贫血的主要参考指标；白细胞及分类是诊断感染性疾病和白血病的主要指标；血小板是诊断凝血功能的主要指标。

（11）怎样看尿常规化验：尿常规通常也有10余项结果，在健康体检中以尿蛋白、尿糖、白细胞、红细胞最有参考价值。一旦出现尿蛋白提示肾脏病变的可能性大；出现尿糖一般应考虑糖尿病，但也有可能由其他疾病继发引起；尿中出现较多白细胞一般会考虑尿路感染；尿中出现红细胞则可能考虑由肾小球肾炎、尿路结石等引起。

检验项目的结果往往需要结合个人的症状、病史、家族史、体格检查、其他辅助检查等信息综合判断,才能用于疾病诊断,单纯某一个指标的针对性并不强。如果在健康体检中出现某些检验指标(特别是肿瘤标志物)的异常,不要自行对号入座,建议及时到医院征求专科医生的意见和建议,避免增加不必要的心理负担。

对肿瘤标志物的正确认识

肿瘤标志物是指在肿瘤的发生和增殖过程中,由肿瘤细胞本身所产生的或者是由机体对肿瘤细胞反应而产生的,反映肿瘤存在和生长的一类物质,包括蛋白质、激素、酶(同工酶)及癌基因产物等。化验患者血液或体液中的肿瘤标志物,可在肿瘤普查中早期发现肿瘤,并观察肿瘤治疗的疗效以及判断患者预后。

那么对于众多的肿瘤标志物,临床上如何选择呢?不同的肿瘤会有一些相对特异的肿瘤标志物,如 CA15-3 常出现在乳腺癌;CEA 常出现在肠癌、胃癌;CA12-5 常出现在卵巢癌等。临床医生会根据不同的肿瘤检查不同的标志物。同一种肿瘤或不同类型的肿瘤可有一种或几种肿瘤标志物异常;同一种肿瘤标志物可在不同的肿瘤中出现。为提高肿瘤标志物的辅助诊断价值和确定何种标志物可作为治疗后的随访监测指标,可进行肿瘤标志物联合检测,合理选择几项灵敏度、特异性能互补的肿瘤标志物组成最佳组合,进行联合检测。

由于绝大多数肿瘤标志物可同时存在于恶性肿瘤及某些良

性肿瘤、炎症,甚至正常组织中,所以,肿瘤标志物的特异性比较差,也就是说肿瘤标志物高不一定是肿瘤造成的;结果正常在某些情况下也不能完全排除肿瘤。比如病毒性肝炎、肝硬化时,AFP、CEA等肿瘤标志物都有可能升高。同样,如原发性肝癌AFP的阳性率仅为75%~90%,也就是说至少还有10%左右的原发性肝癌患者的AFP为阴性。因此,肿瘤的诊断不能单独依靠肿瘤标志物的检查。单次肿瘤标志物升高的临床意义并不大,只有动态的持续升高才有意义。如果体检中发现某个或某几个肿瘤标志物持续升高,那么应该提高警惕,但也不必过分担忧,需要进一步通过CT、B超、MR或最先进的PET/CT等手段检查,以明确诊断。如果肿瘤标志物只是单次轻度升高或每次检查的结果没有大的变化,就不必紧张了。总之,各种肿瘤标志物只能作为辅助诊断的指标之一,在没有明确诊断前,千万不要因为某项指标轻度升高就认为自己患了癌症,而应该提高警惕,做进一步的检查和观察。但对于已确诊的肿瘤,肿瘤标志物检查的意义就非常大了,如肿瘤标志物的升高往往预示着肿瘤的复发或治疗效果不理想,可提示医生调整治疗方案。

目前对肿瘤标志物检查结果认识上存在两大误区。误区之一是有肿瘤标志物异常就认为有恶性肿瘤。误区之二是肿瘤标志物正常就认为无恶性肿瘤。因为大多肿瘤标志物缺乏特异性,许多良性病变均可导致其异常,因此其升高不一定都是肿瘤。另外,有些确诊为肿瘤患者,其肿瘤标志物在正常范围,这可能与其产生肿瘤标志物水平较低或基因不表达有关。因此,对肿瘤标志物检查结果要正确分析,动态检测的临床意义更大。尽管临床上对高危人群体检中也能发现早期肿瘤患者,但肿瘤标志物的检查结果在诊断中只有辅助诊断价值,应结合临床及其他检查综合判断。

体检主要指标结果速查

1. 血常规

检查项目	参考值	指标意义
红细胞相关指标4项		
红细胞计数(RBC)	$(3.5\sim5.0)\times10^{12}/L$	↑生理性增多:见于禁(脱)水、重体力劳动、妊娠等 ↑病理性增多:见于大面积烧伤、真性红细胞增多症、先天性心脏病等 ↓减少:见于各种贫血或大量失血
红细胞比积(Hct)	0.37~0.49(温氏法)	↑增多:可能有脱水或红细胞增多症等 ↓减少:可能有贫血,但贫血程度与红细胞数不一定平行,有助于贫血分型
红细胞平均体积(MCV)	80~100fl(血细胞分析仪法)	↑增多:表示红细胞过大,为大细胞性贫血;见于缺乏维生素B_{12}和叶酸的贫血等 ↓减少:表示红细胞较小,为小细胞性贫血等
红细胞体积分布宽度(RDW)	11.5%~14.5%	↑增多:缺铁性贫血
血红蛋白相关指标3项		
血红蛋白(Hb)	(110~150)g/L	↑增多:生理性增高和病理性增高,同红细胞计数 ↓减少:见于各种贫血等
平均红细胞血红蛋白含量(MCH)	27~34pg(血细胞分析仪法)	↑增多:可能为大细胞性贫血 ↓减少:可能为单纯小细胞性贫血或小细胞低色素性贫血

续上表

检查项目	参考值	指标意义
平均红细胞血红蛋白浓度（MCHC）	320～360g/L	↑增多:可能为大细胞性贫血 ↓减少:可能为小细胞低色素性贫血
白细胞相关指标6项		
白细胞计数（WBC）	$(4.0～10.0)\times10^9/L$	↑生理性增多:发生于新生儿、孕妇,或剧烈运动后及发热、疼痛等 ↑病理性增多:细菌病毒感染（最常见）、过敏、中毒、组织损伤或坏死等病理性原因造成;可能是血液病的早期表现,如再生障碍性贫血等 ↓减少:常见于某些病毒感染、射线照射或药物化疗等
中性粒细胞（N）	50%～70%	↑生理性增多:发生于新生儿、孕妇,或剧烈运动后及发热、疼痛等 ↑病理性增多:细菌病毒感染（最常见）、过敏、中毒、组织损伤或坏死等病理性原因造成;可能是血液病的早期表现,如再生障碍性贫血等 ↓减少:常见于病毒感染、射线照射、药物化疗、再生障碍性贫血、脾功能亢进等
淋巴细胞（L）	20%～40%	↑增多:常见于某些急性传染病（如麻疹、风疹、腮腺炎、水痘等病毒感染）、某些慢性感染（如结核）、肾移植术后排斥反应、淋巴细胞白血病等 ↓减少:主要见于放射性损伤、免疫缺陷性疾病、丙种球蛋白缺乏症、应用肾上腺皮质激素等

续上表

检查项目	参考值	指标意义
嗜酸性粒细胞	0.5%~5%	↑增多:见于寄生虫病、过敏性疾病及某些皮肤病
嗜碱性粒细胞(B)	0~1%	↑增多:常见于过敏性疾病和慢性粒细胞白血病
单核细胞(M)	3%~8%	↑增多:见于某些感染(结核、伤寒、疟疾、感染性心内膜炎)、某些血液病(单核细胞白血病、霍奇金淋巴瘤)、急性传染病的恢复期
血小板相关指标3项		
血小板计数(PLT)	$(100 \sim 300) \times 10^9/L$	↑增多:$>400 \times 10^9/L$,见于骨髓增殖性疾病(如真性红细胞增多症、原发性血小板增多症等)、急性感染、急性大出血、某些癌症患者等会有轻度增多 ↓生理性减少:$<100 \times 10^9/L$,短期内运动量大、女性经期等,并非疾病因素 ↓病理性减少:$<100 \times 10^9/L$,接受抗病毒治疗、化疗等药物引起的血小板计数降低;血液系统疾病,如再生障碍性贫血、放射性损伤、急性白血病、血小板减少性紫癜、骨髓原发和转移性肿瘤等;其他疾病,如肝硬化、慢性肝病等
血小板平均容积(MPV)	7.0~11.0fl	↑增高:见于血小板破坏增加而骨髓代偿功能良好 ↓减低:血小板生成减少,骨髓造血功能不良
血小板分布宽度(PDW)	15.0%~17.0%	↑增高:见于巨幼红细胞贫血、慢性粒细胞白血病、脾切除、巨大血小板综合征、血栓性疾病等

2. 尿常规

检查项目	参考值	指标意义
尿物理学检查		
比重(SG)	随意尿：1.005～1.030 24小时尿：1.010～1.025	↑随意尿增高：比重≥1.025，表示肾脏浓缩功能异常 ↓随意尿降低：比重≤1.005，表示肾脏稀释功能异常 固定在1.010左右：为肾实质受损、肾脏浓缩及稀释功能降低所致 ↑24小时高比重尿：见于高热脱水、急性肾小球肾炎、心功能不全；蛋白尿及糖尿病患者的尿比重亦增高 ↓24小时低比重尿：见于尿崩症、慢性肾炎等肾脏浓缩功能减退时，应用利尿剂或水分摄入过多等
尿量	1 000～2 000ml/24h	↑多尿：超过2 500ml/24h ↓少尿：低于400ml/24h ↓无尿：低于100ml/24h 饮水量、运动、出汗、气温皆可影响尿量
尿化学检查		
酸碱值(pH)	一般为6.0左右，常在4.5～8.0波动	↑增高：见于碱中毒、尿潴留、膀胱炎、应用利尿剂、肾小管性酸中毒等 ↓降低：见于酸中毒、高热、痛风、糖尿病及口服氯化铵、维生素C等酸性药物
尿蛋白(PRO)定性检查	阴性(－)	阳性(＋)：见于急性、慢性肾小球肾炎、肾盂肾炎、肾病综合征、肾衰竭、糖尿病高血压肾病、妊娠高血压综合征、系统性红斑狼疮等；尿液中有微量蛋白质(<150mg/24h)，可能是由于肌肉过度运动、冷水浴过久、摄入蛋白质过多等

续上表

检查项目	参考值	指标意义
尿糖定性检查	阴性(一)	阳性(+):考虑是否为糖尿病、甲状腺功能亢进、嗜铬细胞瘤等;大量吃糖或推注葡萄糖时,会有短暂的尿糖出现
尿潜血(ERY)	阴性(一)	阳性(+):常见于尿路结石、肾炎、感染、外伤、泌尿系统肿瘤或出血性疾病等
酮体(KET)	阴性(一)	阳性(+):通常剧烈运动、禁食、长期饥饿、妊娠剧吐、应激状态时,脂肪分解代谢增强,尿中酮体呈阳性(+);糖尿病患者一旦出现尿酮体,应考虑酮症酸中毒
尿胆红素(BIL)	阴性(一)	阳性(+):见于急性黄疸性肝炎、胆汁淤积性黄疸
尿胆原(MRO)	阴性(一)或弱阳性	↑升高:见于溶血性黄疸、急性肝炎、肝硬化等疾病 ↓降低:尿中没有尿胆原,表示为胆道阻塞
亚硝酸盐(NIT)	阴性(一)	阳性(+):提示有结石的可能 可作为尿路感染的过筛试验 阳性(+):尿路感染可能为大肠埃希菌、肠杆菌引起,变形杆菌呈弱阳性 阴性(一):尿路感染可能为淋球菌、葡萄球菌、结核分枝杆菌等引起
尿液显微镜检查		
尿红细胞计数(RBC)	0~5/高倍镜视野	镜下血尿:>5/高倍镜视野 肉眼血尿:大量红细胞时,肉眼可见 镜下血尿和肉眼血尿可见于泌尿系统疾病,如结石、肿瘤等
尿白细胞(LEM)	0~5/高倍镜视野	↑升高:>5/高倍镜视野,表示存在尿路感染,如肾盂肾炎、膀胱炎、尿道炎等;大量白细胞肉眼可见脓尿
尿上皮细胞(SPC)	少量	↑升高:可能为泌尿系统炎症,如肾小球肾炎;若肾小管有病变时,可见许多形态为小圆形的上皮细胞

续上表

检查项目	参考值	指标意义
尿管型(KLG)	阴性(一)	**细胞管型** 红细胞管型:常见于急性肾炎与慢性肾炎急性发作 白细胞管型:表示肾小管内有炎症,常见于肾盂肾炎 上皮细胞管型:见于肾小管病变 **颗粒管型** 细颗粒管型:见于慢性肾炎或急性肾炎后期 粗颗粒管型:见于慢性肾炎或药物中毒、重金属中毒引起的肾小管损伤 脂肪管型:肾小管上皮脂肪变性,见于肾病综合征、慢性肾小球肾炎急性发作、中毒性肾病 肾衰竭管型:可见于急性肾衰竭多尿期;如果慢性肾衰竭发现此类管型,提示预后不良

3. 粪常规

检查项目	参考值	指标意义
粪便物理学检查		
外观颜色	呈黄褐色圆柱形软便,婴儿为黄色或金黄色糊状便	黑色便:见于上消化道出血,食入炭末、铁剂、铋剂、动物肝脏、动物血等 红色便:见于下消化道及肠道下段出血,如痔疮、肛裂、肠息肉、结肠癌等;服用朴蛲灵、酚酞、利福平、保泰松、阿司匹林等药物;进食番茄、西瓜等红色食物 果酱色:见于阿米巴痢疾、肠套叠等 灰白色:见于完全性胆道阻塞、肠道梗阻以及服钡餐造影后 绿色便:见于肠管蠕动过快,胆绿素在肠内尚未转变为粪胆素所致,如婴幼儿急性腹泻等以及粪便中混有未消化的蔬菜等

续上表

检查项目	参考值	指标意义
形态	条状或稠粥样,不混有黏液、脓血、寄生虫体等	水样便:见于急性肠道传染病、急性肠炎、食物中毒、婴幼儿腹泻、急性肠炎以及胃空肠吻合术后倾倒综合征等 蛋花汤样便:常见于婴幼儿腹泻 黏液便:见于过敏性结肠炎、慢性结肠炎等 脓血便:见于急慢性痢疾、血吸虫病、溃疡性结肠炎、结肠癌、直肠癌等 鲜血便:多为小肠段或结肠上段、肛门或直肠出血 柏油样便:见于上消化道出血,如溃疡病出血、食管静脉曲张破裂、消化道肿瘤等 乳凝样便:见于婴儿脂肪或酪蛋白消化不良等 细条状便:见于结肠癌等所致直肠狭窄 米泔样便:见于霍乱、副霍乱等 羊粪样:见于痉挛性便秘、老年习惯性便秘 白陶土样便:见于各种原因引起的胆管阻塞 泡沫便:粪便中有泡沫,表示进食糖类过多;如奶片较多,表示进乳多,脂肪或蛋白质消化不全 油花便:粪便中浮有"油花",多系脂肪类进食过多,不消化所致
粪便化验检查粪便隐血试验(FOBT)	阴性(-)	阳性(+):见于胃肠道恶性肿瘤、伤寒、溃疡病、肝硬化等所引起的消化道出血;胃癌时可呈弱阳性 间断性阳性(+):提示消化道溃疡 持续性阳性(+):提示消化道癌症 假阳性:摄入引起胃肠出血的药物,如阿司匹林、皮质类固醇、非甾体类抗炎药,可造成OBT假阳性 假阴性:摄入大量维生素C,可造成OBT假阴性

续上表

检查项目	参考值	指标意义
粪胆红素	阴性(一)	阳性(＋):见于溶血性黄疸和肝性黄疸等
粪胆素和粪胆原	阳性(＋)	阴性(一):当粪胆素含量减少时表明有胆道梗阻,完全梗阻时粪便外观呈白陶土样,粪胆素和粪胆原定性试验呈阴性
粪便显微镜检查		
红细胞	0/高倍镜视野	阳性(＋):常见于下消化道出血、肠道炎症、溃疡性结肠炎、结肠癌、直肠癌、直肠息肉、痔疮出血、细菌性痢疾和阿米巴痢疾等
白细胞	0～2/高倍镜视野	↑白细胞少量增加:0～15/高倍镜视野,结肠、直肠、小肠细菌性或非细菌性感染、变态反应性肠病或其他原因所致肠病等;溃疡性结肠炎或细菌性痢疾时可发现大量吞噬细胞 ↑↑白细胞明显增加:＞15/高倍镜视野,常为细菌性痢疾或阿米巴样痢疾 ↑嗜酸性粒细胞:不仅白细胞数量增加,且嗜酸性粒细胞增多,见于过敏性肠炎、肠道寄生虫病
上皮细胞	少量	↑增多:肠壁有炎症,如坏死性肠炎、溃疡性肠癌等
寄生虫卵	无	阳性(＋):患寄生虫病时可检得相应的寄生虫卵

4. 糖代谢相关指标

检查项目	参考值	指标意义
空腹血糖(FBG)	3.9～6.1mmol/L	↑生理性增高:见于高糖饮食、剧烈运动、情绪激动等

续上表

检查项目	参考值	指标意义
空腹血糖(FBG)	3.9~6.1mmol/L	↑病理性增高：见于各型糖尿病；内分泌疾病，如甲状腺功能亢进、巨人症、肢端肥大症、皮质醇增多症、嗜铬细胞瘤等；颅脑损伤、脑卒中、心肌梗死等出现应激性高血糖；口服避孕药、注射肾上腺素等出现药源性高血糖；高热、呕吐、腹泻、脱水、麻醉、缺氧等也可引起高血糖 ↓生理性减低：饥饿、长期剧烈运动、妊娠期等 ↓病理性减低：胰岛B细胞增生和肿瘤等病变使胰岛素分泌过多；使用胰岛素或降血糖药物过多；垂体前叶或肾上腺皮质功能减退，使肾上腺皮质激素、生长激素分泌不足；肝脏严重损害时不能有效地调节血糖，当糖摄入不足时容易发生低血糖
餐后2小时血糖	<7.8mmol/L	糖耐量降低：餐后2小时血糖7.8~11.1mmol/L，表示体内葡萄糖代谢不佳，可能存在胰岛B细胞分泌胰岛素功能减退或胰岛素抵抗 糖尿病：餐后2小时血糖≥11.1mmol/L，可诊断为糖尿病
口服葡萄糖耐量试验(OGTT)	空腹血糖正常值：3.9~6.1mmoL/L 服糖后2小时：<7.8mmol/L	**糖尿病前期** 空腹血糖受损(IFG)：空腹血糖6.1~7.0mmol/L 糖耐量减低(IGT)：空腹血糖在6.1~7.0mmol/L 餐后2小时血糖7.8~11.1mmol/L **糖尿病** 具有糖尿病"多饮、多尿、多食、消瘦"典型症状，2次空腹血糖(禁食8小时以上)≥7.0mmol/L，或2次餐后2小时(或任意时间)血糖≥11.1mmol/L，或以上两种情况各1次，即可诊断为糖尿病 没有典型症状，仅1次空腹血糖≥7.0mmol/L和(或)1次餐后2小时血糖≥11.1mmol/L，需再重复检测一次，或口服75g葡萄糖或馒头进行糖耐量试验(OGTT)，仍达以上值者，可以确诊为糖尿病

续上表

检查项目	参考值	指标意义
糖化血红蛋白（HbA1c）	4%～6%	<4%控制偏低,患者容易出现低血糖 6%～7%——控制理想 7%～8%——可以接受 8%～9%——控制不好 >9%——控制很差,是糖尿病并发症发生发展的危险因素
糖化血清蛋白（CSP）	（1.9 ± 0.25）mmol/L	↑升高:在过去2～3周内糖尿病控制不良
胰岛素释放试验	血浆胰岛素:10～20mU/L 正常人空腹胰岛素水平为5～20mU/L,服葡萄糖后增加5～10倍,高峰在30～60分钟	主要用于糖尿病的分型诊断及低血糖的诊断与鉴别诊断
C-肽释放试验	正常人空腹C-肽水平为0.3～1.3mmol/L,服糖后升高5倍左右,高峰在60分钟	↓口服葡萄糖后1小时血清C肽水平降低,提示胰岛B细胞储备功能不足

5. 脂代谢相关指标

检查项目	参考值	指标意义
总胆固醇(TC)	2.9～6.0mmol/L（酶法）	↓降低:见于甲状腺功能亢进、严重的肝脏疾病、贫血、营养不良和慢性消耗性疾病等 ↑升高:见于各种高脂蛋白血症,胆汁淤积性黄疸、甲状腺功能减退、肾病综合征、长期吸烟、饮酒、精神紧张等

续上表

检查项目	参考值	指标意义
低密度脂蛋白胆固醇(LDL-C)	2.07~3.12mmol/L(沉淀法)	↑升高:主要用于判断冠心病的危险性;也可见于甲状腺功能减退、肾病综合征、肥胖症等 ↓降低:见于甲状腺功能亢进、肝硬化及低脂饮食和运动
高密度脂蛋白胆固醇(HDL-C)	0.94~2.0mmol/L(沉淀法)	↑升高:对防止动脉粥样硬化、预防冠心病的发生有重要作用 ↓降低:常见于动脉粥样硬化、急性感染、糖尿病、肾病综合征 肥胖、吸烟、糖尿病、高甘油三酯血症、肝炎和肝硬化、严重营养不良等疾病状态可伴有低 HDL-C,而少至中量饮酒和体力活动会升高 HDL-C
甘油三酯(TG)	0.39~1.49mmol/L	↑升高:见于冠心病、动脉粥样硬化、肥胖症、糖尿病、痛风等 ↓降低:见于无β-脂蛋白血症、严重的肝脏疾病、吸收不良、甲状腺功能亢进等
载体蛋白 A_1 (Apo-A_1)	(1.45±0.14)g/L	↓降低:Apo-A_1 下降,冠心病危险性高,常见于 Apo-A_1 缺乏症、家族性低 α-脂蛋白血症等
载体蛋白 B(Apo-B)	(1.07±0.23)g/L	↑升高:高 Apo-B 脂蛋白血症,冠心病发生危险性增高
脂蛋白(a)[LP(a)]	0~300mg/L	↑升高:血清 LP(a)浓度主要与遗传有关,LP(a)升高者发生冠心病危险性增加;通常以 300mg/L 为重要分界,高于此水平者患冠心病的危险性明显增高

续上表

检查项目	参考值	指标意义
总称（Apo-A_1/B）比值	1.0～2.0	↓降低：动脉粥样硬化、冠心病、糖尿病、高脂血症、肥胖症等 Apo-A_1/Apo-B 比值减低

6. 心血管危险新指标详解

检查项目	参考值	指标意义
2个危险因子		
同型半胱氨酸（HCY）	5～15μmol/L	↑升高：血液同型半胱氨酸水平越高，患动脉粥样硬化的危险也越大 轻度升高：15～30μmol/L，主要是由于不良的饮食生活习惯、轻度的叶酸和维生素 B_{12} 缺乏、轻度肾功能受损等引起 中度升高：30～100μmol/L，主要由于中重度叶酸、维生素 B_{12} 缺乏及肾功能不全等引起 重度升高：>100μmol/L，主要由于严重的维生素 B_{12} 缺乏和半胱氨酸尿症等导致
血尿酸（UA）	178～387μmol/L	↑升高：高尿酸血症，多数患者无症状；高尿酸血症会诱发痛风，导致血压、血糖升高，代谢紊乱，并引起肾脏和血管的损伤
3个保护因子		
维生素 B_6	14.6～72.8nmol/L	↓降低：常见于高同型半胱氨酸血症、慢性酒精中毒、吸收不良综合征、营养不良、糖尿病、尿毒症、妊娠、应用异烟肼及口服避孕药
维生素 B_{12}	100～300μg/ml	↑升高：>300μg/ml，见于急性和慢性粒细胞白血病、淋巴细胞白血病、单核细胞白血病、白细胞增多症、真性红细胞增多症、部分恶性细胞肿瘤和肝脏病变等 ↓降低：<100μg/ml，即可诊断为维生素 B_{12} 缺乏

续上表

检查项目	参考值	指标意义
血清叶酸	6.8～34.0nmol/L	↓降低:血清叶酸<6.8nmol/L(3ng/ml)为缺乏,可导致巨幼细胞贫血、胎儿畸形,并增加心血管疾病发生的危险性

7. 肝功能指标

检查项目	参考值	指标意义
肝细胞损伤指标		
丙氨酸氨基转移酶（ALT）	10～40U/L 连续监测法(37℃)	↑增高:可见于传染性肝炎、重度脂肪肝、胆囊炎和胆管炎、肝硬化、肝癌等;急性胰腺炎、急性心肌梗死、心肌炎、肺梗死等疾病,以及妊娠、熬夜、过度劳累、剧烈运动等也会增高 根据ALT增高情况判断肝损害程度: (1)轻度损害——超过正常上限3倍以下,最常见的原因是脂肪肝 (2)中度损害——超过正常上限3～10倍,常见于慢性肝炎、肝硬化、酒精和药物性肝损害及肝癌 (3)重度损害——超过正常上限10倍以上,常见于急性黄疸性肝炎等
天冬氨酸氨基转移酶(AST)	10～40U/L 连续监测法(37℃)	↑增高:常见于急性重症肝炎、慢性肝炎活动期、酒精性肝病、药物性肝炎;心肌梗死发病后6小时明显升高,48小时达高峰,3～5天后恢复正常;肺梗死、休克、骨骼肌疾病、手术后、深层烧伤、胸膜炎、肾炎等也升高

续上表

检查项目	参考值	指标意义
血清总胆汁酸（TBA）	0～10μmol/L（酶法）	↑一次性升高：急性肝炎时患者血清 TBA 与丙氨酸氨基转移酶（ALT）一样，呈显著增高，经积极治疗后随肝功能的恢复逐渐转为正常 ↑持续升高：当转氨酶、胆红素及碱性磷酸酶等其他指标转为正常情况下，血清中 TBA 水平仍很高，这可能与肝细胞功能失调、肝实质细胞减少等原因有关
γ—谷氨酰胺转移酶（γ—GT）	<50U/L	↑增高：常见于胆道阻塞性疾病、毛细胆管炎、酒精性肝炎、肝炎的急性期和慢性肝炎活动期、肝硬化、肝癌，以及胰腺炎、胰腺肿瘤、前列腺肿瘤等；长期或大量的饮酒，也会导致该酶的升高
碱性磷酸酶（ALP）	成人：40～110U/L	↑轻度升高：常见于阻塞性黄疸、原发性肝癌、继发性肝癌、胆汁淤积性肝炎等 ↑明显升高：见于原发性胆汁肝硬化、药物性肝炎、肝移植排斥或淤胆型病毒性肝炎等；肝肿瘤和肝脓肿导致节段的胆管阻塞，血清 ALP 升高可以是唯一的检验异常
肝纤维化指标		
单胺氧化酶（MAO）	0～3U/L（速率法，37℃）	↑升高：肝硬化时，血清 MAO 活性常明显增高，阳性率可高达 80% 以上；各型肝炎急性期患者 MAO 活性不增高，但急性坏死性肝炎或急性肝炎中有肝坏死时，MAO 可升高；MAO 升高还可见于甲状腺功能亢进、糖尿病合并脂肪肝、肢端肥大症等疾病

续上表

检查项目	参考值	指标意义
腺苷脱氨酶（ADA）	4～22U/L(37 ℃)	↑升高:急性肝炎时,ADA 仅轻、中度升高;急性肝炎后期,ADA 升高率大于 ALT,其恢复正常时间也较后者为迟,与组织学恢复一致;重症肝炎发生酶胆分离时,尽管 ALT 不高,而 ADA 明显升高 慢性肝炎、肝硬化血清 ADA 活性显著升高,可作为慢性肝病的筛选指标、肝纤维化判断指标 阻塞性黄疸患者血清 ADA 活性及阳性率均明显低于肝细胞性黄疸及肝硬化伴黄疸
肝脏排泄功能指标		
血清总胆红素（STB）	3.4～17.1μmol/L	↑增高:STB 升高,人会出现黄疸,见于急性黄疸型肝炎、急性黄色肝坏死、慢性活动性肝炎、肝硬化等;也可见于血型不合的输血反应和胆石症 隐性黄疸:17.1～34.2μmol/L 轻度黄疸:34.2～171μmol/L 中度黄疸:171～342μmol/L 重度黄疸:>342μmol/L
结合胆红素(CB)	0～36.8μmol/L	↑增高:见于梗阻性黄疸和肝细胞性黄疸
非结合胆红素（UCB）	1.7～10.2μmol/L	↑增高:见于溶血性黄疸
肝脏合成功能指标		
血清总蛋白(TP)	60～380g/L	↑增高:见于高渗性失水、多发性骨髓瘤、某些急慢性感染所致高球蛋白血症等 ↓降低:见于慢性肝病、肝硬化、慢性感染、慢性消耗性疾病、长期腹泻、肾病综合征、营养不良等

续上表

检查项目	参考值	指标意义
血清白蛋白（ALB）	40～355g/L	↑增高：见于脱水所致的血液浓缩 ↓降低：见于肝脏疾病、肾脏疾病和营养不良等
血清球蛋白（GLB）	20～330g/L	↑增高：见于肝硬化、红斑狼疮、风湿及类风湿关节炎、结核、疟疾、血吸虫病、骨髓瘤、淋巴瘤等 ↓降低：皮质醇增多症，长期应用糖皮质类固醇激素
白蛋白与球蛋白比值（A/G）	(1.5～32.5)∶1	比值小于1者，称为A/G比例倒置，见于肾病综合征、慢性肝炎及肝硬化等

8. 肾功能指标

检查项目	参考值	指标意义
尿液肾损害指标		
24h尿蛋白测定（MAE）	＜150mg/24h	↑增高：＞150mg/24h。 通过定量可将蛋白尿分为： 轻度蛋白尿：＜1g/24h 中度蛋白尿：1～3.5g/24h 重度蛋白尿：＞3.5g/24h
快速微量白蛋白/肌酐（μALB/Cr）比值	＜3.5mg/mmol	↑增高： 微量白蛋白尿： 3.5～35mg/mmol 大量白蛋白尿：＞25mg/mmol
肾小管功能检测		
尿β_2-微球蛋白	＜0.3mg/L	↑增高：较灵敏地反映近端肾小管重吸收功能受损
尿α_1-微球蛋白	＜15mg/24h，或＜10mg/g肌酐	↑增高：肾小管对α_1重吸收障碍先于β_2，因此尿α_1比β_2更能反映肾小管滤过和重吸收功能受损

续上表

检查项目	参考值	指标意义
视黄醇结合蛋白（RBP）	血清 RBP：45mg/L 尿液 RBP：(0.11±0.07)mg/L	↑增高：可见于早期近端肾小管损伤。血清 RBP 升高见于肾小球滤过功能减退、肾衰竭。此外，血清 RBP 可特异地反映机体的营养状态
血尿素氮(BUN)	3.2～7.1mmol/L	↑生理性增高：高蛋白饮食、发热、甲状腺功能亢进及消化道出血均可引起尿素氮的升高 ↑病理性增高： 肾前性：剧烈呕吐、幽门梗阻、大量出血、肠梗阻和长期腹泻等 肾性：急性肾小球肾炎、慢性肾炎、慢性肾盂肾炎、肾病晚期、肾衰竭及中毒性肾炎 肾后性：前列腺增生、尿路结石、尿道狭窄、膀胱瘤导致的尿路受压等 ↓降低：低蛋白饮食、肝功能受损者尿素氮的水平则较低
血清肌酐(Cr)	44～97μmol/L	↑增高：见于急性或慢性肾小球肾炎、肾功能减退、输尿管阻塞、强烈运动后肌肉损伤、缺水、糖尿病、血压改变等 ↓降低：见于进行性肌萎缩，老年人、肌肉消瘦者也可能偏低
血尿酸(UA)	89～357μmol/L	↑增高：见于高尿酸血症和痛风，急慢性肾小球肾炎、慢性白血病、多发性骨髓瘤、真性红细胞增多症，或其他恶性肿瘤、紫癜及妊娠等也可导致血尿酸升高；氯仿、四氯化碳及铅中毒等均可使血尿酸增高
血尿素氮/肌酐比值	(12～20)∶1	↑增高：见于肾灌注减少（失水、低血容量性休克、充血性心衰等）、尿路阻塞性病变、高蛋白餐、分解代谢亢进状态、肾小球病变、应用糖皮质类固醇激素等 ↓降低：见于急性肾小管坏死

续上表

检查项目	参考值	指标意义
内生肌酐清除率（Ccr）	80～120ml/min	主要用于肾小球损害程度的判断和肾功能评估

9. 甲状腺功能指标详解

检查项目	参考值	指标意义
总三碘甲腺原氨酸（TT_3）	1.6～3.0nmol/L	↑增高：常见于甲状腺功能亢进、T_3型甲状腺功能亢进、甲状腺素治疗过量、甲状腺功能亢进复发以及亚急性甲状腺炎 ↓降低：甲状腺功能减退可降低，但灵敏度较差；肢端肥大症、肝硬化、肾病综合征和使用雌激素也可减低
总甲状腺素（TT_4）	65～155nmol/L	↑增高：见于甲状腺功能亢进、原发性胆汁性肝硬化、甲状腺激素不敏感综合征、妊娠以及口服避孕药等 ↓降低：见于甲状腺功能减退、缺碘性甲状腺肿、慢性淋巴细胞性甲状腺炎、低甲状腺素结合球蛋白血症等
游离三碘甲腺原氨酸（FT_3）	4～10pmol/L	↑增高： FT_3与FT_4同时增高：对甲状腺功能亢进诊断的灵敏性高于T_3与T_4 FT_3单独升高：T_3型甲状腺功能亢进、甲状腺肿、甲状腺瘤等 FT_4单独增高：T_4型甲状腺功能亢进、甲状腺激素不敏感综合征、无痛性甲状腺炎、多结节甲状腺肿等

续上表

检查项目	参考值	指标意义
游离甲状腺素(PT_4)	10~30pmol/L	↓降低： FT_3 与 FT_4 同时降低：甲状腺功能减退，FT_3、FT_4 均明显下降，尤以 FT_4 下降更明显；慢性淋巴细胞性甲状腺炎晚期，FT_3、FT_4 均下降，FT_4 下降更明显 FT_3 单独降低：甲状腺功能减退、非甲状腺疾病、药物影响及低 T_3 综合征等 FT_4 单独降低：肾病综合征，FT_4 有下降趋势；亚临床甲状腺功能减退以及 T_4 型甲状腺功能亢进治疗过量可导致下降
促甲状腺素(TSH)	2~10mU/L	↑增高：见于原发性甲状腺功能减退、伴有甲状腺功能减退的各种甲状腺炎、地方性和单纯性甲状腺肿、异位 TSH 分泌综合征（异位 TSH 瘤）等 ↓降低：见于甲状腺功能亢进、垂体性甲状腺功能减退、继发性甲状腺功能减退（如下丘脑分泌 TRH 不足）、垂体催乳素瘤、皮质醇增多症、肢端肥大症等
抗甲状腺过氧化物酶抗体(TPOAb)	<35U/ml	↑增高：作为自身免疫性甲状腺疾病的诊断和监测指标，自身免疫性甲状腺病阳性率可达 60%~90%
抗甲状腺球蛋白抗体(TgAb)	<35%	↑增高：自身免疫性甲状腺炎患者30%以上可升高，慢性淋巴细胞性甲状腺炎及 Gravess 病患者60%可升高,30%甲状腺癌患者及46%亚急性甲状腺炎患者可升高
促甲状腺激素受体抗体(TRAb)	<15U/L	↑增高：TRAb 阳性提示存在针对 TSH 受体的自身抗体；TRAb 在对 Graves 病确诊、疗效及预后估计方面均具有重要意义，其在 Graves 病复发后可再度增高

10. 骨代谢指标详解

检查项目	参考值	指标意义
甲状旁腺素(PTH)	放射免疫法：氨基端（活性端）230～630ng/L 羧基端（无活性端）430～1 860ng/L 免疫化学荧光法：1～10pmol/L	↑增高：见于维生素 D 缺乏、肾衰竭、吸收不良综合征等 ↓降低：见于维生素 D 中毒、特发性甲状旁腺功能减退症
骨代谢调控激素		
维生素 D	比色法：65～156pmol/L	↓摄入不足：造成骨质疏松症、骨质软化症等 ↑摄入过量：造成维生素 D 中毒
降钙素(CT)	0～28ng/L	↑增高：见于甲状腺髓样癌、肺小细胞癌、乳腺癌、胰腺癌、子宫癌、前列腺癌等引起的异位内分泌综合征 ↓降低：见于甲状腺手术切除、重度甲状腺功能亢进等
骨形成标志物		
血清总碱性磷酸酶（TALP）	40～150U/L(不同年龄及性别者，其血清 ALP 活性差异较大)	↑增高：见于肝胆及骨骼疾病；绝经期后骨碱性磷酸酶增高，但不超过正常值的一倍 ↓降低：见于心脏外科手术后、蛋白质能量营养不良、低镁血症、甲状腺功能减退、恶性贫血等
骨型碱性磷酸酶（BSAP）	成人仅有一条带(67.8%为肝型 ALP 带，32.2%为骨型 ALP 带)	↑增高：甲状腺功能亢进、恶性骨损伤、维生素 D 缺乏症、Paget 病、骨折、肢端肥大症所致骨损伤等，均可引起 ALP 活性升高
骨钙素(BGP)	4.8～10.2μg/L	↑增高：见于骨折、原发性骨质疏松、甲状旁腺功能亢进性骨质疏松症、Paget 病、肾性骨营养不良、甲状腺功能亢进、骨转移癌、低磷血症等 ↓降低：常见于甲状旁腺功能减退、甲状腺功能减退、肝病、妊娠、长期应用肾上腺皮质激素治疗等

11. 免疫功能指标详解

检查项目	参考值	指标意义
$CD3^+$	免疫荧光法：63.1%±10.8% 流式细胞技术：61%～85%	↑增高：见于再生障碍性贫血、恶性胸腔积液、变应性鼻炎等 ↓降低：见于自身免疫性疾病，如系统性红斑狼疮、类风湿关节炎等
$CD3^+/CD4^+$（Th）	免疫荧光法：42.8%±9.5% 流式细胞技术：28%～58%	↑增高：见于超敏反应和自身免疫性疾病等 ↓降低：见于恶性肿瘤、先天性或获得性免疫缺陷症、使用免疫抑制剂、艾滋病等
$CD3^+/CD8^+$（Ts）	免疫荧光法：19.6%±5.9% 流式细胞技术：19%～48%	↑增高：见于系统性红斑狼疮、慢性活动性肝炎、传染性单核细胞增多症、恶性肿瘤及其他病毒感染等 ↓降低：见于自身免疫性疾病或变态反应性疾病
$CD4^+/CD8^+$	免疫荧光法：(2.2±0.7)/1 流式细胞技术：(0.9～2.0)/1	↑增高：见于自身免疫性疾病、病毒性感染、变态反应等 ↓降低：见于艾滋病（常低于0.5）、恶性肿瘤进行期和复发时
自然杀伤细胞（NK）	13.8%±5.9%（流式细胞术法）	↑增高：见于自身免疫性疾病、器官移植宿主的抗排斥反应增强、类风湿关节炎、糖尿病等 ↓降低：见于血液系统肿瘤、实体瘤、免疫缺陷病、艾滋病及某些病毒感染
体液免疫指标		
免疫球蛋白 IgG	7.6 ～ 16.6g/L（RID法）	↑增高：常见于慢性化脓性感染、骨髓炎、亚急性细菌性心内膜炎、慢性活动性肝炎、传染性单核细胞增多症、淋巴瘤、转移性肿瘤以及IgG型多发性骨髓瘤 ↓降低：见于各种先天性和获得性体液免疫缺陷病，如低丙种球蛋白血症、选择性IgG、IgA缺乏症；应用免疫抑制剂；霍奇金淋巴瘤、淋巴肉瘤、慢性淋巴细胞白血病等

续上表

检查项目	参考值	指标意义
免疫球蛋白 IgA	0.7~3.3g/L（RID法）	↑增高:见于急性传染性肝炎、肝硬化、狼疮样肝炎、系统性红斑狼疮、类风湿关节炎、IgA 骨髓瘤等 ↓降低:见于反复呼吸道感染、无γ球蛋白血症,选择性 IgG、IgA 缺乏症、抗 IgA 血症及肾病综合征等
免疫球蛋白 IgE	0.1~0.9mg/L（ELASA法）	↑增高:过敏性疾病及免疫性疾病。常见于特发性喘息、鼻炎、变应性皮炎、寄生虫感染、IgE 骨髓瘤、慢性淋巴细胞白血病、结节病等 ↓降低:见于丙种球蛋白缺乏症、恶性肿瘤、长期使用免疫抑制剂等
免疫球蛋白 IgD	0.6~2.0mg/L（ELASA法）	↑增高:见于 IgD 型骨髓瘤、单核细胞白血病、甲状腺炎等 ↓降低:见于无丙种球蛋白血症
免疫球蛋白 IgM	0.5~2.1g/L（RID法）	↑增高:见于急性感染、亚急性细菌性心内膜炎、传染性单核细胞增多症、急性病毒性肝炎、肝硬化、原发性高血压恶性期、类风湿关节炎、系统性红斑狼疮等 ↓降低:见于肝癌、慢性淋巴细胞白血病、免疫抑制治疗、无丙种球蛋白血症、选择性 IgM、IgA 缺乏症、肾病综合征等
补体系统		
补体 C3	0.8~1.2g/L（RID法）	↑增高:见于急性炎症、传染病早期、肿瘤、排斥反应等 ↓降低:见于急性肾小球肾炎、链球菌感染后肾炎、狼疮性肾炎、活动性红斑狼疮、活动性类风湿关节炎等
补体 C4	0.55±0.11（RID法）	↑增高:见于急性风湿热、结节性多动脉炎、皮肌炎、关节炎、组织损伤等 ↓降低:见于自身免疫性肝炎、狼疮性肾炎、红斑狼疮、多发性硬化症、类风湿关节炎等